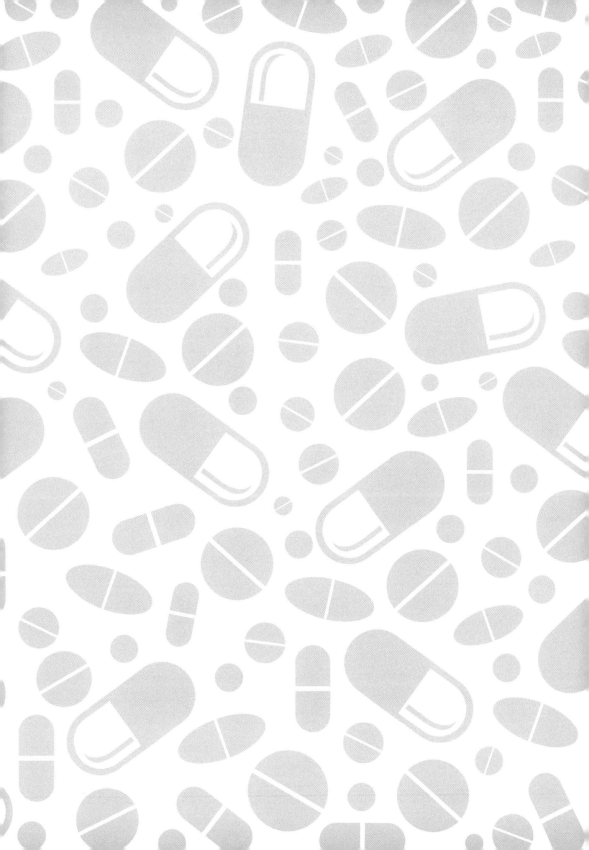

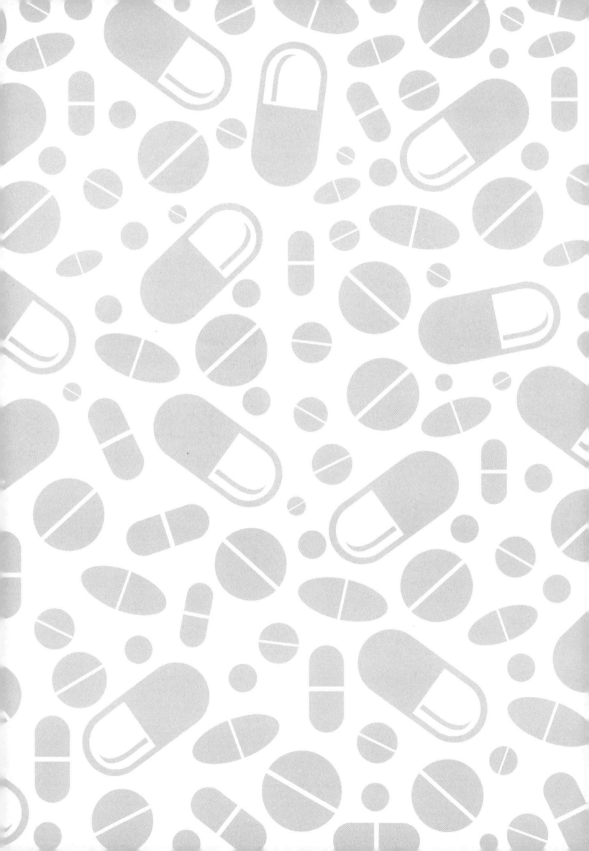

一本書讀懂吃藥學問！

從西藥到中藥，你不可不知的用藥科學

小病藥治

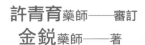

許青育 藥師——審訂
金銳 藥師——著

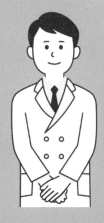

★同樣的用藥，上次有效，這次為何不見好？
★中西藥同服為什麼可能中毒？
★大量喝水會降低藥效？
★不同科別開的藥能不能一起吃？
★媽咪寶寶用藥，西藥還是中藥安全？

晨星出版

自序

如果有人問：什麼是你最不想做，卻又不得不做的事？我想，對不同的人來說，答案不完全一樣。但是，有一件事也許會被很多人認同，那就是吃藥。的確，沒有人想生病，卻也極少有人沒吃過藥。既然如此，那我們就好好對待吃藥這件事。

也許你會說：「生病了就吃藥，不生病就不吃藥，醫師說怎麼吃就怎麼吃，還有什麼好講的呢？」我想，你可能低估了合理用藥的重要性。原因很簡單，雖然生病了要看醫師，但最終為你生命健康負責的，還是你自己。這並不意味著我們每個人都要成為醫師，但這提醒我們，要瞭解自己吃的那些藥，無論是偶爾吃的感冒藥，還是天天吃的降壓藥，無論是西藥，還是中藥。看看這幾年媒體的報導，正是因為對吃藥這件事的不瞭解，27歲的研究生吃感冒藥患了肝衰竭、3個人喝了婚禮上自備的藥酒中毒身亡、成百上千的孩子使用了Aminoglycoside類抗生素從而損傷了聽力、越來越多的人因為濫用通便中藥而查出大腸黑病變（Melanosis Coli）……林林總總的這些案例，使得藥物不良反應成為死亡因素。所以，一個理性的人一定要瞭解他所用的藥。

那麼，作為普遍大眾的你，怎樣透過有限的時間、有限的知識，充分瞭解自己所用的藥品呢？這就是本書正在做的事。我們透過六個步驟，讓你在最短的時間內，對吃藥這件事有一個全面、準確的認識。第一：識藥，把藥品的基本定義和類型講清

楚；第二：選藥，細數常見數十種疾病的合理選藥方法；第三：
特殊族群選藥，家裡有準媽媽和小寶寶的看過來；第四：用藥，
提前讓你瞭解用藥誤區；第五：防藥（副作用），為你展示一個
個真實的藥物不良反應案例；第六：合併用藥（注意事項），告
訴你哪些藥別一起吃。

　　本書既有你關心的話題，也有你未來可能要面對的景象。相
信我，你一定能找到對自己和家人有用的資訊！

　　　　　　　　　　　　　　　　　　　　小金藥師

目錄

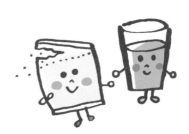
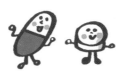
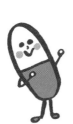

Chapter5　藥之隱患

Chapter6　藥品併用

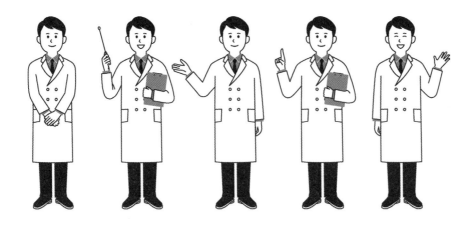

CHAPTER

01

識藥防詐

在吃藥之前，我們需要對藥品有一個基本的認識：什麼
是藥品。通俗地看，用於疾病治療或預防的、具有一定
程度偏性（不良反應）的就是藥品。所以，藥品與食品、
保健品不一樣，不能隨便買來吃。同時，藥品也分好幾
種，也有好幾個名字，也會被誤認、誤用，你該如何來
識別這些資訊呢？

用藥第一步：學會看藥品說明書

當你生病了準備吃藥時，是否會看藥品說明書呢？如果看，都看哪些內容呢？也許你並不知道，但藥品說明書上的有些內容是很重要的。只是目前藥品說明書的描述方式（內容、語言、排版），其專業性太強而通俗性太差，例如描述不良反應時使用過多晦澀的醫學術語，在注意事項中又直接例舉臨床試驗的內容等。當然，這些內容對於準確認識藥物、合理使用藥物是十分必要的，而且不是寫給一般民眾看的，而是寫給醫師看的。但是，目前國內醫療現狀，醫師無論是認真學習藥品說明書的時間，還是給患者耐心告知和解釋說明書內容的時間，都很少。所以，不客氣地說，患者在用藥前可能根本就不瞭解這個藥物。因為醫師沒時間解釋，而患者自己也看不明白。

那怎麼辦？最根本的辦法，加強對醫師、患者進行用藥教育工作，或是就專門準備一種針對患者的藥物使用指導單。但在此之前，你還是要儘量學會看懂說明書中的重要資訊。

首先，你需要看的是藥品說明書的「藥品名稱」。你需要回憶一下，這個藥品說明書上寫的內容，與醫師告訴你的藥品名稱，或是處方上的藥品名稱是不是一致？需要注意的是，西藥一般都有學名和商品名兩種名稱，只要有一個對上就行啦！

接著，你需要看的是藥品說明書的「適應症」。在中成藥說明書中叫作「功能主治」，這部分內容是講這個藥物是做什麼用的。一般情況下，你的疾病類別跟症狀，必須是在這個描述的範圍內，否則就可能是

吃錯藥了。

接著，你需要看的是「用法用量」。看看不同年齡層患者的用量，選擇最適合自己的用法用量，例如，如果每8小時1次，就是一天3次，標準時間是早上6點，中午2點，晚上10點。如果寫了首劑加倍，就需要你第1次吃2倍量，從第2次開始恢復正常用量。

然後，你還需要看的是「禁忌症」和「不良反應」。尤其「禁忌」，對照自己有沒有類似的情況，如果感覺有點像，要馬上向醫師諮詢。對於不良反應的內容，可以大致流覽一下，大概知道有哪些內容。實際上，患者應該要先瞭解這個藥物最常見的不良反應和處理措施是什麼，但是這些關鍵性的內容往往需要醫師或藥師的提醒。

最後，如果你還有時間，可以看一看「藥物交互作用」和「特殊族群用藥」。理論上這些內容都應該在醫師開處方時就會考慮進去。

在此需要提醒你，很多醫院現在都有用藥諮詢中心，由藥師專門為患者解答與用藥相關的問題。一般情況下，這些藥師有更充分的時間為你進行用藥答疑和交流，也是你用藥安全的護航者。如果你發現醫院有這樣的服務時，一定不要錯過。

分清學名和商品名，可省去好多麻煩

在用藥諮詢中心服務時，經常會有患者前來詢問：「醫院有沒有某某藥？」例如，有人會問：「有沒有日夜錠？」或是「有沒有阿斯匹靈？」這兩個問題的問法看似是相同的，但實際上卻有很大區別。區別在哪裡呢？區別就在於，前者詢問時使用的是藥品的商品名，而後者詢問時使用的是藥品的學名（成分名）。

你可能會問，這有區別嗎？

事實上，區別不僅有，而且很大。首先，藥品的商品名是製造商給藥品起的名字，理論上講，任何其他廠家沒有用過的名字，都可以用。常用藥品的商品名如感冒藥有諾比舒胃®、伏冒®、百保能®等，抗生素有紅黴素、適汎黴素、西華克羅黴素(Cetaclor)等，降壓藥有冠達悅®、脈優®、舒壓寧®控釋錠等，降糖藥有庫魯化喜華(Cefuroxime)、醣祿®、使糖立釋等，降脂藥有立普妥®、冠脂妥®、素果膜衣錠Zocor®等，這些名稱都是商品名。一般而言，商品名並不包含藥品有效成分的提示資訊，大多由較通俗易讀和蘊含美好願望的漢字組成，方便記憶，可讀性也比較強。

與此同時，藥品的學名「看起來」就沒有那麼美好了，學名通常是按照藥學專業命名法給出的藥品有效成分的化學名稱。例如，佰基的成分名是「Acetylsalicylic acid（乙醯水楊酸）」，適汎黴素的成分名是「Cephalexin（頭孢子菌）」，冠達悅®的成分名是「Nifedipine（硝苯地平）」，庫魯化的成分名是「Metformin（二甲雙胍）」，立普妥

®的成分名是「Atorvastatin （阿托伐他汀）」……聽起來很拗口吧。但正是這些拗口的成分名，才能準確地表述藥品的真實有效成分。一般而言，看起來、聽起來很拗口，像是英譯的名字，有不會念的字，或者有「苯」、「酚」、「酯」、「酸」等這些文字的名稱，一定是成分名（學名）。（註：成分名中譯拗口，統一以國際英文標示。）

究竟應該記藥品的商品名還是成分名（學名）呢？

對於自己常吃的藥品，如果成分名在6個字以內，建議直接記，因為有些藥品的商品名很相似，容易發生混淆。同時，不同人講話多少有些口音，說不清楚的話也會容易產生誤解。如果成分實在太長（例如某些複方感冒藥），就記商品名。有些人會說，商品名代表了某個特定廠家的藥品，如果只記成分名，可能會買到不是這個藥廠的藥品。對於這種情況，如果需要，我們建議直接記住藥廠名稱就行，這一樣更方便和準確。

分清楚商品名和成分名，在就醫過程中可以省去很多麻煩，也是為自己用藥安全負責的一項基本內容，一定要學會。對於它們二者的關係，一般而言，商品名對應的藥品有很多個，而成分名對應的藥品只有一個。你需要注意，上面說的藥品是指西藥，如果是中成藥，一般就只有一個名字，所以要把製造廠記住，這樣才能買到自己想要的那個藥。

帶「參」字的中藥不一定就是補藥

曾幾何時，大眾開始食用各種「參」，喜歡利用各種「參」來達到強壯和滋補的目的，例如你常常聽到的人參和西洋參等，當然，還有很多中藥也帶「參」，例如生曬參、紅參、黨參、丹參、沙參、苦參，那麼，這些帶「參」的中藥都是補藥嗎？

首先，你需要知道的是，有些聽起來不同帶「參」的中藥，從藥用基原（科屬）上來看，其實是同一個中藥，只不過生長環境和炮製方法不同。例如，生曬參、紅參、糖參，還包括野山參、圓參等，它們只不過是生長的地方不同，炮製的方法不同，當然藥效和藥力也有區別，但是其本質還是人參。不過，它們也和黨參、丹參、沙參等不一樣。

言歸正傳，除了人參和西洋參這些顯而易見的補藥，黨參、丹參、沙參也是補藥嗎？接下來，我們直接從《中國藥典》的角度，給大家一個解釋。對於這些補藥，為了避免亂補、錯補，建議你要先理解並記住這三個方面：

第一，補什麼？→ 是補氣的，還是補陰的，還是補血的？
第二，補哪裡？→ 是補肺的，補腎的，還是補脾的？
第三，有多補？→ 補的力量強不強。

明白了這三點，基本上對補藥就會比較清楚了。接著看具體中藥。

人參

五加科植物人參的乾燥根，功效為「大補元氣，復脈固脫，補脾益肺，生津，安神」。是一種「補氣」的藥，補哪的氣呢？這個功效很獨特。首先，補元氣；其次，補脾氣（脾虛食欲不振等）、補肺氣（肺虛咳嗽等），還能補心氣、安神。除此之外，人參也具有一定的補陰生津的作用。人參經過不同的炮製，藥性會發生變化，生曬參適用於涼補，紅參則偏於溫補。

西洋參（又名花旗參、洋參）

五加科植物西洋參的乾燥根，功效為「補氣養陰，清熱生津」，也是一個補氣同時能補陰的藥，也就是「氣陰雙補」，補肺氣、肺陰（咽乾內熱等），補腎氣、腎陰（虛熱消渴等）。常用於氣陰兩虛，或者是平素容易上火但屬於氣虛的族群。

太子參

石竹科植物孩兒參的乾燥塊根，功效為「益氣健脾，生津潤肺」，也是一個氣陰雙補的中藥，但藥力不如人參和西洋參那麼強，能夠補脾（脾虛自汗等）、補肺（肺燥乾咳等），適用於氣虛症狀較輕的患者或兒童、老年人等滋補不宜太過的族群。

黨參

桔梗科植物黨參或川黨參的乾燥根，功效為「補中益氣，健脾益肺」，能夠補氣，具體來說是補脾氣（脾虛食欲不振等）、補肺氣（肺虛咳嗽等）。藥性也較為平和。

沙參

沙參分北沙參和南沙參。北沙參是繖形科植物珊瑚菜的乾燥根，南沙參是桔梗科植物沙參的乾燥根，功效為「養陰清肺，益胃生津」，是一種滋陰的中藥，基本沒有補氣的作用。能夠補肺陰（肺熱咳嗽等）、補胃陰（胃熱口渴等）。

丹參

唇形科植物丹參的乾燥根和根莖。功效為「祛瘀止痛，活血通經，清心除煩」，主要作用是活血化瘀，治療月經不調和胸痺心痛等血瘀證，同時還能清心安神，但基本上沒有補益的作用。

苦參

豆科植物苦參的乾燥根，功效為「清熱燥濕，殺蟲，利尿」，主要作用是清濕熱，治療濕疹、濕瘡和瀉痢，還能治療婦科陰道炎和帶下量多病，同樣，也沒有什麼補益的作用。

由此可知，並不是所有帶「參」字的中藥都有補益作用。丹參、苦參基本上就沒有補益作用，而對於人參、西洋參、黨參等其他有補益作用的中藥，它們所「補」的東西也不一樣，不可盲目選用，雖然它們看起來都有點像。

不是所有的「銀翹」都是中藥

感冒藥家族裡面有一類藥，名字中往往有「銀翹」二字，例如維C銀翹片、銀翹傷風膠囊、銀翹解毒片、精製銀翹解毒片等。「銀翹」二字，分別是金銀花和連翹的簡稱，而名字中含有這兩個字的藥，組成裡都會有金銀花（或山銀花）和連翹。

感冒藥是否安全?風險真的很大嗎？

從藥物功效上來看，西藥感冒藥，基本上都是緩解感冒症狀的對症治療用藥，例如上面提到的日夜錠、伏冒、百保能等。因為感冒的症狀表現很多，有發燒、打噴嚏、喉嚨痛、流鼻水等，所以，西藥感冒藥往往是複方製劑，一個成分解決一個問題。

如氯菲安明(Chlorpheniramine)這樣的抗過敏藥，主要就是針對打噴嚏、流鼻水症狀，沒有打噴嚏只是喉嚨痛的感冒患者，其實不需要這個成分。又如，乙醯氨酚(Acetaminophen)這樣的退燒藥，主要就是針對發燒症狀，沒有發燒只是流鼻水的感冒患者，其實不需要這個成分。所以西藥感冒藥也不是隨便拿來就可以吃的，同樣需要辨「症」用藥，而且需要謹慎地注意用法、用量，不可過量。

再針對上述提到的那兩個成分為例：Chlorpheniramine透過抑制H1受體實現抗過敏作用，常見的不良反應包括口乾、便秘、咽喉痛、噁心、食欲不振、煩躁、皮膚瘀斑等。如藥物使用過量時會出現瞳孔散大、面色潮紅、幻覺、興奮、驚厥，嚴重時可能昏迷，導致心臟及呼吸

衰竭而死。根據國外Micromedex藥物資料庫的顯示，一般患者，口服Chlorpheniramine的每日最大量為24mg，過量服用十分危險。

Acetaminophen透過抑制前列腺素的合成達到解熱鎮痛的作用，常見不良的反應包括皮疹、蕁麻疹、藥物熱及粒腺體(mitochontrion)減少，長期大量使用會導致肝腎功能異常。藥物過量時，很快便會出現噁心、嘔吐、胃痛、腹瀉等症狀，2～4天內會出現肝功能損害（肝臟部位疼痛、肝腫大、黃疸）或腎功能損害（少尿、肌酸酐(creatinine)升高），4～6天即會出現明顯的肝功能衰竭和腎功能衰竭。根據國外Micromedex藥物資料庫的顯示，一般患者，用於退燒和止痛時，口服乙醯氨酚(Acetaminophen)的每日最大量為3250mg，而過量服用是十分危險的。

現在來簡單計算一下，假如同時服用了伏冒鼻炎錠和維C銀翹片，是否會超過上述最大日用量呢？根據說明書所提供的資料：伏冒（乙醯氨酚片）每錠含乙醯氨酚(Acetaminophen) 500mg，氯菲安明(Chlorpheniramine) 2mg。說明書用法用量是：成人和12歲以上兒童，一次1～2錠，每6小時服1次。

每片維C銀翹片含乙醯氨酚(Acetaminophen)105mg，氯菲安明(Chlorpheniramine)1.05mg。說明書用法用量是：口服，一次2錠，一日3次。如果均按照用法用量服用，那麼二者併用後，每日的Acetaminophen攝入量是：

$$500mg×2錠×4次+105mg×2錠×3次=4630mg$$

已超過每日最大量3,250mg；而每日的Chlorpheniramine攝入量是：

$$2mg×2錠×4次+1.05mg×2錠×3次=22.3mg$$

逼近每日最大量24mg。無論哪個藥，只要過量服用1錠，就會導致日用量超限的情況，進而導致嚴重的不良反應。

因此，含有相同西藥成分的西藥與中西藥複方製劑的藥，如果一起服用，是非常危險的用藥行為。也正因為這個原因，含有上述成分的感冒藥，在說明書「注意事項」都會明確標明「不能同時服用含有與本品成分相似的其他抗感冒藥」。

最後，讓我們一起整理含有西藥成分的中西藥複方抗感冒藥，這些聽起來像中藥的感冒藥，其實都不是純中藥，應謹慎選擇、小心使用。

含「興奮劑」的良藥，吃不吃？

　　在大家印象中，興奮劑就是一類能使人變得癲狂、類似毒品的化合物。其實，這只是大家片面的認識。

　　興奮劑與藥物有密切的關係，無論是臨床用來鎮痛的嗎啡，或是用於哮喘患者的β_2-腎上腺素受體作用劑，還是能用來降壓的Hydrochlorothiazide，這些臨床常用的藥物也都在興奮劑的名單上。當然，這些藥物成分在當作興奮劑使用時，其用法和用量與臨床應用是有一些區別的。

　　根據《世界反興奮劑條例》，共9大類，有上百種物質在比賽時禁用，包括睪固酮、胜肽荷爾蒙(Peptide Hormone)及生長因子等相關物質、β_2-受體作用劑、激素及代謝調節劑、利尿劑與其他抑制劑、刺激劑（興奮劑）、麻醉劑、大麻類、糖皮質類固醇等。

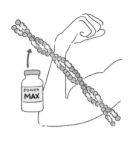

第 1 類：雄性素

亦稱睪固酮。通常為人工合成的雄激素。因為肌肉的收縮主要是由肌球蛋白和肌動蛋白組成的肌纖維來完成，而這種人工合成的激素正好可以促進這些蛋白的增生。

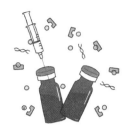

第 2 類：胜肽荷爾蒙

胜 肽 荷 爾 蒙（Peptide Hormone）、生 長 因 子 和 相關物質都是激素，較典型的用藥是生長激素。

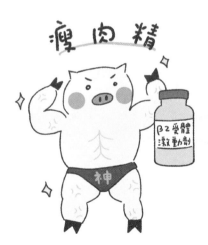

第 3 類　β2─受體作用劑

很多人聽過這個，因為它是哮喘治療藥物。但是，它還有個大家更熟悉的名字──瘦肉精。它的作用也是促進各種組織，尤其是蛋白質的合成，同時還能刺激軟骨的生長，幫助增高。由於瘦肉精過度氾濫，所以運動員是不允許在外面吃飯的，而火腿更是禁忌中的禁忌。

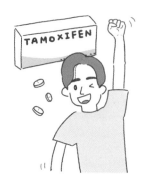

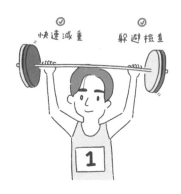

第 4 類： 激 素 衍 生 物 及代謝調節劑

俗稱激素接受體調節劑、抗癌藥。如乳腺癌輔助治療藥物 Tamoxifen(Nolvadex®)，常被拿來做興奮劑。

第 5 類：利尿劑及其他抑制劑

胜肽激素、生長因子和相關物質都是激素，較典型的用藥是生長激素。

第 6 類：興奮劑

俗名叫毒品類物質。這才是最傳統的興奮劑，代表物質就是古柯鹼和冰毒。而一些有類似作用的藥物也屬於此類興奮劑，例如偽麻黃鹼(Pseudoephedrine)。這些成分存在於中藥及感冒藥中，所以比賽期間，運動員千萬別亂吃藥。

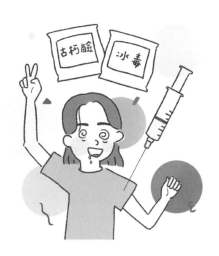

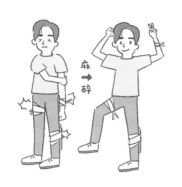

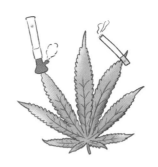

第 7 類：麻醉劑

如嗎啡和鴉片又稱阿片，病人用它止痛，但常人吃了之後就會興奮，以前一跳 1 公尺，吃完一跳 10 公尺。

第 8 類：大麻類

俗稱毒品類物質，毒品，作用同上。

第 9 類：糖皮質類固醇

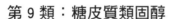

糖皮質類固醇 glucocorticoid，俗稱葡萄糖皮質激素。它被當作興奮劑的原因也是因其對蛋白質、糖類和脂質代謝具有調節作用。

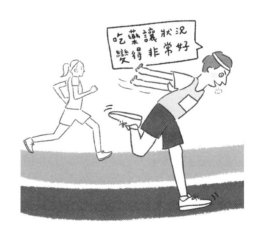

這樣看來，興奮劑可不只有興奮的作用。只有傳統的古柯鹼，才有「興奮」的作用，現在的「興奮劑」實際上已擴展到體育賽事裡的違禁物品，至於能不能發揮興奮作用已經不重要了。

目前一般看法是，競技運動員使用任何種類的藥物，和以非正常量或透過非正常途徑攝入物質，企圖以人為或不正常的方式提高競技能力者，均被認定為使用興奮劑。

那究竟有沒有能提高成績，緩解疼痛，又不會被查出來的方法呢？試試拔火罐吧！

中藥也能做興奮劑？

無論是中藥還是西藥，它們都能夠比較明顯的改變人體的病生理狀態，然而當這種改變病生理狀態的作用，跟激素樣作用、中樞神經系統興奮等效果扯上邊時，這種藥物的潛在興奮劑屬性就會存在，西藥是這樣，中藥也是這樣。所以，在討論興奮劑問題時，中藥是不能被迴避和遺忘的。以目前狀態來看，中藥與興奮劑的關係主要是透過以下兩種途徑顯現的。

1.　與現有興奮劑名單上的成分有關

現有的興奮劑名單上，有一些草藥提取物成分，例如麻黃鹼、馬錢子（番木鱉檢）等。這些成分是興奮劑的話，那些含有這類成分的中藥自然也就有可能成為潛在的興奮劑。例如，能刺激中樞神經系統興奮的麻黃鹼是麻黃的有效成分之一，而麻黃是一種常用中藥，不僅在處方湯

劑中經常有，很多治療感冒、咳嗽、鼻炎、軟組織損傷或頭痛的中成藥裡也有，例如感冒軟膠囊、感冒糖漿、鼻炎錠、大活絡丸等，如果運動員在賽事期間服用了上述中成藥，可能就會因麻黃鹼的檢出而被認定為使用興奮劑。據報導，曾有運動員因為服用治療運動損傷的活絡丸，而被認定為違禁。除此之外，含有番木鱉鹼的馬錢子以及含有鴉片類成分的甘草止咳葯水也存在同樣的情況。

2. 與現有興奮劑定義中的藥效作用有關

除了剛才談到的比較明確含有興奮劑成分之外，中藥還可以透過相關藥效發揮類似興奮劑的作用。例如，中藥甘草具有糖皮質激素類似作用，能發揮外源性糖皮質激素的作用，提高中樞神經系統的興奮性、改善微循環、升高血糖等，能發揮類似興奮劑的作用。又如，中藥茯苓、豬苓等利尿劑具有較強的利尿作用，同樣可以用來減輕體重和稀釋尿液，與西藥利尿劑無異。除此之外，人參、乾薑、當歸等均與興奮劑有關的中藥。實際上，這些中藥也是潛在的興奮劑來源。

這些保健品吃了會致命

　　保健品又稱為保健食品，相信你一定也購買過，或心動過。從目前市場上的宣傳來看，保健品的功效很「強大」，提高免疫力、改善睡眠、降壓、降脂、防癌、抗癌……。實際上，保健品的功效宣傳容易有誇大之嫌，因保健品並不具有藥品的功效。

　　藥物是用來治療疾病的，而一些身體健康的人在不知情的情況下，長期服用，必然會引發一些問題。

　　由於保健品很多，篇幅有限，在此很難說齊全，就舉四個方面的例子，讓大家認清所謂保健品的真面目！

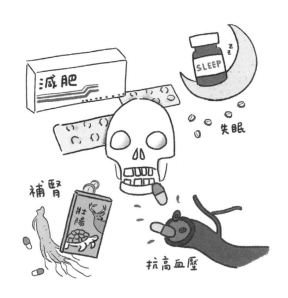

先說減肥類的保健品。**根據報導，減肥類**保健品中非法添加的物質有Fenfluramine、諾美婷Sibutramine、Amfepramone、麻黃鹼、利尿劑等。

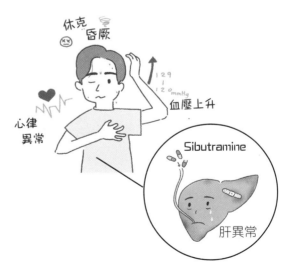

　　單說Fenfluramine，是一種抑制食慾的藥物。減肥的人都有強烈「吃」的慾望，而服用Fenfluramine，就會沒有食慾。 但這個成分會導致頭暈、嗜睡、腹脹、噁心等不良反應，而且不能突然停藥，否則會容易發生耐藥性和依賴性。

　　Amfepramone與Fenfluramine類似，都是抑制食慾且不能間歇服用。而Sibutramine是增強飽腹感的藥物，會導致肝功能異常。至於麻黃鹼的減肥機制尚未完全清楚，在一些國家的減肥類草藥製劑中經常出現麻黃鹼。實際上，麻黃鹼具有明確的心臟毒性，服用後會出現高血壓、心律失常，甚至會導致驚厥、休克。

減肥類保健品

違法添加的 Fenfluramine 可能導致各種副作用，Amfepramone 可能損傷肝功能，麻黃鹼則可能造成血壓、心律異常，甚至休克。

再說一說補腎壯陽類保健品。這類藥品的主要添加物質是Sildenafil (Viagra®)，也就是傳說中的「藍色小藥丸」。Sildenafil 是一種治療男性勃起功能障礙的藥品。保健品名稱是假的，「藍色小藥丸」作用是真的。這個藥物最開始是作為血管擴張劑來使用，後來才發現在增強勃起功能方面的意外作用。

正因如此，本身服用降壓藥患者，再吃藍色小藥丸就可能會出現低血壓症狀。所以藍色小藥丸絕不能和硝酸酯類藥物同時服用。當然，服用壯陽類保健品後，常會出現頭痛、潮紅、消化不良、視覺異常等不良反應。

還有，改善睡眠類的保健品，這種保健品主要的非法添加物質是

補腎壯陽類保健品

硝酸酯類降壓藥與藍色小藥丸並用，可能出現低血壓症狀，所以兩者絕對不能並服。此類保健品還常造成頭痛、潮紅、消化不良、視覺異常等反應。

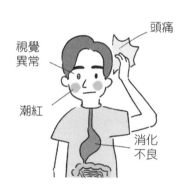

視覺異常

頭痛

潮紅

消化不良

Diazepam（煩可寧®）、巴比妥、Estazolam (Eurodin®)等。若你以為這些成分只是簡單的安眠藥，而且在劑量之內，那你可要三思了。事實上，這些藥物都屬於精神類藥物，能直接作用於中樞神經系統，長期大量服用會成癮！即使作為藥物使用，也須謹慎調整用法用量。若你覺得是保健品，安全，睡不著就來點，肯定會為身體帶來許多不良後果。

改善睡眠類保健物

這些非法添加藥物大多能直接作用於中樞神經系統，所以使用時一定要控制用法用量，以免成癮。

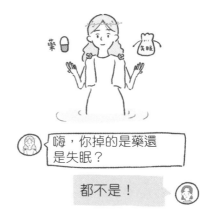

嗨，你掉的是藥還是失眠？

都不是！

此外，有些號稱抗血壓的保健品添加西藥降壓藥！而且只有高血壓患者才會買這些保健品，但如果他們平時就有服用醫師開立的降壓藥，等於重複服用藥物，這樣吃問題就會產生！

抗血壓類保健品

這些藥物大多能直接作用於中樞神經系統，故使用時一定要控制用法用量，以免成癮。

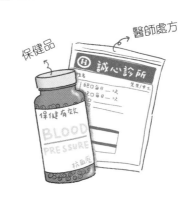

保健品

醫師處方

除了以上四種，緩解風濕性關節炎的保健品也很有可能添加類固醇，服用久了，容易出現月亮臉、水牛肩，嚴重還會導致內分泌系統紊亂，甚至崩潰。

不過也別因此一竿子打翻一船人，保健品作為一種特殊功能食品，若配方合理、使用恰當，仍可以改善亞健康狀態。只是有些不法商人對利潤的瘋狂攫取，讓好事變成壞事。所以除了政府加強對保健品的監管，我們自己在購買之前，也一定要看清楚保健品的成分。

根據衛生福利部「健康食品管理法」第2條規定：

健康食品指具有保健功效，並標示或廣告其具該功效之食品。本法所稱之保健功效，係指增進民眾健康、減少疾病危害風險，且具有實質科學證據之功效，非屬治療、矯正人類疾病之醫療效能，並經中央主管機關公告者。

根據這段論述，我們可以總結保健品與藥品的重要區別。

★ 是否對特定疾病具有治療作用？

顯然，保健品不具有對特定疾病的治療作用，任何宣稱自己對任何特定疾病（例如高血壓、糖尿病、腫瘤等）具有治療作用的保健品宣傳都涉嫌虛假。而藥品的作用就是針對特定疾病的治療作用，在疾病確診的前提下，選用藥品規範治療是最佳途徑。

★ 是否能夠調節身體整體機能？

　　一般而言，保健品的作用主要是對身體整體功能具有調節和改善作用，它的作用面應該比較寬，比如增強免疫力的功能，並不是針對某一種免疫球蛋白的補充，而是整體免疫力的提高。藥品一般不會描述為整體功能的調節，而是需要準確地針對某個指標、某類物質、某種組織發生作用，例如免疫注射用胸腺Zadaxin®，其適應證為治療各種原發性或繼發性T細胞缺陷病、各種細胞免疫功能低下的疾病等。

★ 是否具有急性、亞急性或慢性危害？

　　保健食品仍然屬於食品，每日的暴露量可能會比較高，所以保健品不能對人體產生任何急性、亞急性或慢性的危害，簡單來說，就像大米和牛奶那樣安全。而藥品屬於特定時期的治療用物質，其本身的治療特性決定了其不良反應的不可避免性。所以，一般來看，藥品均具有一定的不良反應和禁忌，也就是說，具有一定程度的危害性。

★ 起始作用快慢的區別？

　　藥品具有明確的起效時間(on-set)，根據治療疾病的不同而不同。對於急性病，治療心絞痛的硝酸甘油(NTG)會在舌下含服5分鐘內起效，治療哮喘急性發作的Salbutamol（泛得林®）也會在吸入後5分鐘內起效。對於慢性病，治療高脂血症的Atorvastatin（立普妥®）的血藥濃度達峰時間為1～2小時，能夠觀察到療效的時間為幾週或幾個月。與藥品不同，保健品服用較長的時間後才會有作用，沒有明確、固定的時間，更不會是一吃就靈的妙藥仙丹。

　　總之，保健品是不具有特定疾病的治療作用，而是能夠緩慢改善和

調節身體整體機能的功能食品，可以適當的長期服用。在有明確診斷的疾病時，保健品不能替代藥品。

用藥的科學

有人說吃藥是一門學問，這話一點都沒錯。比方說，喝多少水？熱水還是冷水？飯前還是飯後？口服還是口含？漏吃了怎麼辦？吃藥的細節可多了！即使醫師開對藥，若吃法不對，藥效可就沒有預期的那麼好了。所以說，用藥時心中自要有一把尺，吃藥有法有量，才能從服藥中真正獲益。

吃藥沒效？看看你是否注意到這些細節！

　　不知道你是否有這樣的經歷，生病吃藥後感覺沒效，有時反而覺得更嚴重了，這究竟是怎麼回事呢？別急，以一個口服藥劑為例，讓我們先來看一下藥物在體內起效的過程：

吸收

當藥劑進入體內後，首先會在胃腸道崩解成諸多細小顆粒，其中所含的有效成分穿過多層生物膜進入血液，稱之為「吸收」。

分佈

接著，有效成分隨血液循環分佈到身體各組織器官，根據自己的結構特徵選擇性地尋找特定位置匹配結合，稱之為「分佈」。

起效

接下來，有效成分要嘛通過啟動匹配位置發揮作用，要嘛通過物理化學環境改善生理功能，稱之為「起效」。

代謝

然後，有效成分隨著血液循環在肝臟進行結構改造，改造的目的是為了便於排出體外，稱之為「代謝」。

排泄

最後，改造後的有效成分隨著血液循環進入腎臟，再次穿過多層生物膜後進入尿液，排出體外，稱之為「排泄」。

如果吃藥後感覺無效，你應該先問問自己以下問題：

★ 藥，你吃對了嗎？

請牢記，藥品一定是針對特定疾病才有用，不合適的用藥，多數無法產生預期的效果，自行決定用藥不是不可以，但不能保證每次都合適。就好比在「起效」的環節，體內若沒有出現特定的匹配位置，藥物要如何結合發揮效用呢？想要避免這樣的情形，請務必遵從醫師和藥師的建議。

★ 什麼時間吃的藥？

吃藥的時間不對也會影響藥效。例如，腸溶膜衣錠宜空腹吃不宜飯後吃，因為腸溶膜衣錠耐酸不耐鹼，飯後胃部酸鹼性發生變化，原本應該在腸道內崩解的腸溶膜衣錠就會提前在胃部崩解，影響藥效。就好比在「吸收」環節，胃腸道環境變化了，藥物釋放並穿過生物膜進入血液的數量就不同了，藥效也就不同了。想避免這樣的情形，就要在吃藥前搞清楚每種藥品的服用時間，仔細閱讀處方箋，或向醫師、藥師諮詢。

★ 吃藥的同時還吃了什麼？

此外，吃藥同時吃別的東西也會影響藥效，只是程度強弱不同。你一定聽說過「食物相剋」，實際上服用藥物更需要知道是否「相剋」（俗稱交互作用），因為部分藥物（但不是全部）一起服用，可能造成其中某個藥物的藥效大增或大減。就好比在「代謝」環節，本來應該改造一個成分，現在需要改造多個成分，導致多種成分都改造得不完全，使得改造前的有效成分在體內蓄積，影響藥效。

要解決這個問題，就要在吃多種藥之前，先搞清楚有沒有「相剋」關係，這個資訊在藥品仿單上都會記載，諮詢醫師或藥師也可以。

★ 你究竟吃了多少藥？

這有什麼問題？1顆就是1顆，2顆就是2顆，不是嗎？抱歉，這裡指的不是這個意思，是精準醫療的概念，簡單說，就是在「吸收」、「分佈」、「起效」、「代謝」和「排泄」的各個環節，由於你自身獨特的某些基因型，使得藥物進入到體內後，在各個環節都發生著與大多數人不一樣的過程，比如吸收更少、代謝更快、起效則很微弱。雖然看起來都是1顆藥，但是實際上起作用的有效成分很少，所以吃藥感覺沒效。你可能會問，那我怎麼知道自己的基因型是不是獨特？事實上，對於這麼多藥物，總有一個對你而言很「特殊」，更何況疾病狀態也會影響這一個過程。所以，吃某某藥沒效的情況似乎從你一出生就成定論了。

要解決這個問題……目前精準醫療才剛開始，未來一定有相關基因檢測和合理用藥方案出現。現在你只需記住你吃過的藥裡面，哪個會引起不舒服的症狀，哪個吃了沒有作用，下次就醫時告訴醫師，醫師會根據你的情況換藥治療。

★ 吃的藥究竟發揮多少作用？

這個也不是由你決定的，每個疾病都有自身的發生發展過程，有些疾病的發生與發展過程可以被藥物阻斷，有些則可能被藥物延緩，而有些可能真的不被藥物所左右，你必須等疾病發展到刺激機體產生足夠的適應力和反擊力時，才會讓藥物發揮應有的療效。最簡單的例子，同樣的感冒藥物用於不同感冒時期（初期、中期和後期），感覺到的效果很

可能不一樣。

總之，藥物起效涉及多個環節，影響因素複雜，任何一個環節有問題，都無法獲得預期的療效。實際上，吃藥後要想獲得最佳療效，反而是一個比較難得的結果，需要嚴格的程序控制。對於具體患者而言，在吃藥時，應該管理好每一個你能控制的環節，並留意你不能控制的環節，吃藥有沒有效，自己掌控。

「一天3次」服藥的標準

「一天3次」是常見的藥物用法，無論中藥還是西藥，很多口服藥物都是這樣吃的。那麼「一天3次」是隨著三餐時間服用的3次嗎？

也許你會認為，一天吃飯3次，那麼吃藥也是這麼吃。呃……這樣吃很方便，也不容易忘。但，如果從藥物起效的藥學專業角度看，可能還存在一些問題。為什麼這麼說呢？因為從開始吃藥到藥物達到穩定效果有一個過程，第1次吃藥時，藥物發揮了藥效，但是這種藥效很快就會退去，因為人體會把藥物代謝清除掉。所以，你需要吃第2次藥來鞏固療效。這時，問題來了，第2次藥什麼時間吃？你可以想想，這個時間間隔很重要，因為你不能太晚，晚了第1次的療效就會中斷；也不能太早，太早相當於增加了上一次的藥量，正因為如此，這個時間要保證在第1次藥物還在起效但馬上快不行了的時候，補上第2次的藥量。所以，這個時間間隔很重要。按照理想的時間間隔給藥，體內的藥會很快達到穩定的濃度，發揮穩定的療效。

那麼，這個時間間隔是怎麼確定的呢？實際上，藥物在研發過程中，就會確定藥物的給藥間隔，並最終寫在說明書上，也就是「一天3次」「一天2次」等。但是，正如我們前面所說，要想讓藥物儘快達到穩定的效果，最好是按照理想的時間間隔給藥，那麼，「一天3次」的時間間隔是多少呢？是8小時。也就是說，在一天24小時中，每8小時吃藥一次，才是理想的「一天3次」。可是我們想想，如果藥物隨餐服的話，1日3餐是每8小時一次嗎？顯然不是，我們會在早上8點吃早餐，中午12點吃午餐，晚上7點吃晚餐，這樣一來，早中餐之間間隔了4小時，中晚餐之間間隔了7小時，而晚餐到第二天早餐之間間隔了13個小時！所以，這樣服藥的話，給藥間隔是凌亂的。

那麼，這種服藥方式會帶來什麼問題呢？我們用簡單圖示表示下。

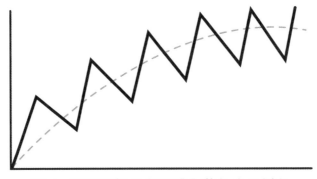

圖1　規律服藥方式的體內藥物含量變化

實線展示了按照理想給藥間隔（每隔8小時1次），而虛線則是服藥後的體內藥物含量（藥效）變化，可以看到是漸進式上升的，最終達到穩定。

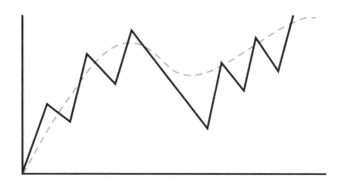

圖 2　不規律服藥方式的體內藥物含量變化

　　實線為隨三餐時間服藥的間隔，虛線則展示了體內藥物含量（藥效）變化，可以看到，由於服藥間隔變得不均勻，所以最終的藥物含量的高低起伏變化差異比較大。

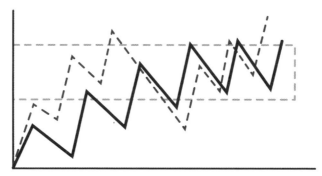

圖 3　二者對比

　　當我們把這二者放在一起的時候就會發現，如果虛線框內的區域代表最佳治療範圍，則實線給藥線獲得的療效一定要好於虛線給藥線。這就是為什麼要關注給藥間隔的原因。

說了這麼多，那「一天3次」吃藥應該怎麼吃呢？一般理想狀態下，如果按照每8小時1次，又不對工作、生活造成太大影響的話，建議早上6點1次、中午14點1次、晚上22點1次。或者基本上按照這個時間段來調整。當然，如果服藥間隔不規律的話，並不意味著沒有藥效，而是達不到理想藥效罷了。

需要特別注意的是，不同藥物有不同的服藥要求，對於每天服藥1次的藥物，例如阿斯匹靈腸溶微粒膠囊、Nifedipine Sustained release preparation 控釋片，是必須飯後吃的藥物。碳酸鈣、Bismuth Aluminate 等，必須與餐同服或服藥後必須進餐的藥物。又如Acarbose 醣祿®、Glimepiride 瑪爾胰®等，是必須空腹或遠離進餐時間服用的藥物。但如果是Alendronate (Fosamax福善美®)，Voriconazole（黴飛膜衣錠Vfend®）等，就不能機械地按照6點、14點和22點的時間，而是要結合藥物和用餐的情況，設定相應的用藥時間。所以，一定要準確瞭解自己服用藥物的特殊方法，再安排更好的用藥時間。

吃藥的時候要喝多少水？

吃藥喝水是一門學問，喝多不行，喝少也不行。哪些藥物要多喝水，哪些藥物需要少喝水？我們一起來看一看。

某些藥在吃的時候需要多喝水

多喝水的原因之一，是避免藥物對食道的刺激。例如福善美®這個治療骨質疏鬆的藥，由於它有較明顯的刺激上消化道黏膜不良反應，所

以應用整杯白開水吞服，並在服藥後至少30分鐘內避免躺臥，以避免可能造成的食道炎、食道潰瘍或糜爛等。

實際上，可能造成藥源性食道損傷的藥物很多，除了福善美®之外，常見的還有四環素、Oxytetracycline、鹽酸氯四環素、Clarithromycin、Clindamycin、Tinidazole等抗生素及硫酸亞鐵、Acetaminophen等藥，這些藥物在服用時，都要多喝水。建議應該用150～200ml的水吞服。尤其吞嚥力減弱的老年人，應該多喝水。

多喝水的原因之二，是與藥物所治疾病的性質有關。例如在服用Ibuprofen、阿斯匹靈等解熱藥治療感冒發燒時，應該多喝水。因為發燒患者在服藥退燒時會出大量的汗，有可能導致水和電解質失衡，這時補充水分十分重要。又如，也有學者認為，在服用Theophylline茶鹼、Aminophylline、Diprophlline等平喘藥時，也應該多喝水。因為這類藥可能會引起口乾、發熱或多尿等不良反應，補充水分是必要的。其他例如治療發熱腹瀉的葛根芩連丸、複方黃連素片等藥物也應多喝水，以減少發熱、腹瀉時失水帶來的不良影響。我們建議，此類藥物用200～250ml水吞服。

多喝水的原因之三，是與藥物代謝途徑的特殊理化性質有關。例如在服用Sulfamethoxazole、Sulfasalazine等磺胺類藥物和Levofloxacin、Moxifloxacin等抗生素時，也應該多喝水。因這些藥物主要以原形經腎臟排泄，容易在腎小管、腎盂、輸尿管、膀胱等處形成結石（晶體鹽類物質），多喝水可以降低尿液中原形藥物濃度，減少形成結晶的可能性。我們建議，此類藥物用200～250ml水吞服，服藥期間應持續多喝水。

多喝水的原因之四，是與膠囊類藥物的粘連性有關。有些學者認為，服用膠囊類藥物應該多喝水，原因是膠囊或軟膠囊主要是以食用明膠為材料，這種物質在遇水或遇熱的條件下會出現結構變化，表現為膠囊或軟膠囊變軟發黏。所以，膠囊或軟膠囊類藥物在服用時也應多喝水，避免藥物與食道黏膜發生粘連。建議此類藥物可以用150～200ml微溫或常溫開水吞服，不宜用熱水。

多喝水的原因之五，是與傳統中藥煎劑的服藥習慣有關。現在的很多中成藥都是顆粒劑，顆粒劑的服用方法是「開水沖服」，用開水沖泡成一碗中藥湯劑再服用。這時沖泡成多少量才合適呢？有些人喜歡沖得很多很稀，有些人則習慣沖得很少很濃。實際上，根據傳統中藥湯劑的用量，我們建議你沖服為150～200ml的湯劑服用為好。

有些藥在吃的時候需要少喝水

少喝水的原因之一，是與藥物的起效方式有關。例如Sucralfate、氫氧化鋁凝膠這樣保護胃黏膜的藥，在服用時應該少喝水。因為此類藥物的起效方式是在酸性環境中與胃內滲出蛋白質結合成凝膠狀物覆蓋於胃黏膜表面，阻止酸性離子彌散。所以，保證此類藥物在胃黏膜上的良好覆蓋非常重要，而無論是進食，還是大量喝水均會影響這個起效過程。所以此類藥物的說明書一般會建議在「餐前1小時或睡前」服用，服藥期間應該少喝水。

又如治療急慢性腹瀉的舒腹達®，也是通過對消化道內的病毒、病菌及其產生毒素的固定、抑制作用，以及對消化道黏膜的覆蓋保護能力

而起效，所以也應該少喝水。說明書要求1包舒腹達（3g）應「倒入半杯溫開水（約50ml）中混勻快速服完」。我們建議，此類藥物應該用少量水吞服，服藥後一段時間（30～60分鐘）之內也應該少喝水。

少喝水的原因之二，是與中藥糖漿劑的物理性質有關。中藥糖漿劑大多具有止咳利咽、化痰平喘的作用，製劑過程中加入了蜂蜜，所以具有潤喉止癢的作用和清涼舒適的感覺。有學者認為，中藥糖漿劑在治療咽痛，保護咽喉黏膜時，覆蓋在黏膜表面有助於藥物直接發揮療效，類似於含片。所以，在服用中藥糖漿劑時應少喝水。實際上，中藥糖漿劑主要還是透過內服吸收起效，黏膜表面的直接作用是次要的，而且很多顆粒劑和膠囊劑（例如連花清瘟膠囊），只要組方中含有辛涼利咽的揮發性成分，也會形成清涼舒適的感覺。所以，我們建議，在服用中藥糖漿劑時，可以少喝水，也可以正常適量喝水。

最後，強調一下喝水吃藥的正確順序，首先，喝一小口水潤潤嗓子。其次，把藥放進嘴裡，根據上面講的不同情況，用適量水吞服。最後，再根據需要喝一小口水改善嘴裡的藥味。

要求空腹吃，就得空腹吃！

眾所周知，不同的藥物有不同的服用要求，有些藥物應該飯後吃，有些藥物應該飯前吃，而有些藥物應該空腹吃。那麼，為什麼有些藥物需要空腹吃？不空腹吃藥對這些藥物的藥效有什麼影響？

空腹吃就是指在沒有吃飯的情況下吃藥，保證吃到胃裡的只有藥。

另外，即便都屬於空腹吃的藥物，但是要求空腹吃的原因並不一樣。總體而言，主要有以下幾種情況。

1. 某些特殊劑型的藥物

例如腸溶膜衣錠、腸溶膠囊等。一般的口服藥物劑型會在胃部停留時釋放藥物，但是按照藥學設計，腸溶膜衣錠和腸溶膠囊不應該在胃部釋放藥物，而應該在腸道釋放藥物。所以，腸溶膜衣錠和腸溶膠囊能夠抵禦胃部酸性環境的攻擊，而在腸道的偏鹼性環境中釋放藥物，所以胃部的酸性環境至關重要。

若此類藥物與食物同時服用，食物會改變胃部的酸性環境，從而造成此類藥物誤把「胃」當成「腸道」而提前釋放藥物，增加不良反應的風險。如常見的阿斯匹靈腸溶微粒膠囊，就應空腹服用。

2. 以保護胃黏膜為主要作用的藥物

這種藥物一般直接作用於受損胃黏膜並附著和提供保護，所以一般採取空腹服用的方式，便於充分接觸胃黏膜。如果此藥品在飯後服用，食物的存在會干擾這種藥物附著在受損胃黏膜附近，實際上也就降低了藥效。所以，此類藥物應該在空腹吃。例如，Sucralfate等藥物均應在空腹時服用。

3. 某些易與食物發生交互作用的藥物

這種藥物空腹服用的原因就是它容易與食物發生交互作用，如果此類藥物不是空腹吃而是飯後吃的話，會因交互作用的存在，使藥物的有效性和安全性受到影響。例如治療骨質疏鬆的福善美®，由於其與食物

和其他藥物可能存在較多的不良反應，所以該藥應該於早晨在食物和其他藥物服用前至少半小時，用白開水吞服。

看了以上說明，相信你一定已知空腹吃藥對於某些藥物的重要性。吃藥前請仔細閱讀藥品說明書和醫師醫囑，遇到需要空腹吃的藥物，請你在飯前至少半小時服用，或者在晚上睡前服用。在這樣兩個時間點服藥，一般都能保證空腹的要求。

面對一把藥，這幾種必須隔開吃

最新的統計分析顯示，生病後患者平均服藥的品種是3～5種，部分患者甚至超過10種。這說明，患者需要服用的藥品數目越來越多。一個小小的感冒，既要抗感冒症狀，又要止咳化痰，還可能因為繼發細菌感染吃個抗生素，再加上幾個中藥，簡簡單單就3種；再說常見的冠心病，既要控制心率，又要控制血脂，還要常規抗血小板，再加上改善心肌能量代謝的、降壓降糖的，就已經6種了。於是，這些藥怎麼吃？一起吃還是隔開吃，就成了一門大學問。

許多人認為，為了避免和減少藥物的不良反應，應該自動將不同的藥物隔開服用。例如，感冒了，醫師開具了治療感冒的中藥和西藥，於是就將這兩種藥隔開吃，先吃西藥，1個小時以後再吃中藥。又如，本來就是長期的高血壓患者吃降壓藥，這段時間感冒了，醫師開具了治療感冒的藥，也要將這些藥隔開吃，先吃降壓藥，過1個小時再吃感冒藥。那麼，這種自動進行不同藥物隔開吃的做法有沒有道理呢？

其實，從藥學專業知識角度看，這種自動將所有藥品隔開吃的方法，既不科學，也不高效，更多的時候還會帶來服藥時間安排上的麻煩。試想，如果一天只吃3種藥，都是一天3次，將這些藥品自動隔開1小時服用的話，從早到晚基本上每隔1小時就得吃一個藥，這顯然不實際。其實，合理的做法是，搞清楚哪些藥能夠一起吃，哪些藥不能一起吃，能一起吃的藥，同一個時間點上先後用水吞服就可以了。

也有許多人認為，藥品需不需要隔開吃，取決於這個藥是不是治療同一個疾病。例如，都是治療感冒的藥，自然可以在一起吃，而感冒藥與降壓藥、降脂藥、治療胃潰瘍的藥，自然是不可以在一起吃的。那麼，這種說法有沒有道理呢？還是從藥學專業知識角度看，討論幾種藥是不是需要隔開吃，與這種藥是不是治療同一個疾病無關，而是與藥物性質有關。也就是說，治療同一種疾病的藥，也可能需要隔開吃；而治療不同疾病的藥，也可能不用隔開吃，關鍵是要看具體藥物的化學和藥理學性質。隔開吃藥的目的，是為避免因交互作用而導致藥效的降低。

還有許多人認為，口服液、錠容易發生交互作用，不要一起吃，但膠囊不會啊，你看藥粉都是包裹在裡面的，怎麼會和其他藥產生交互作用呢？所以，膠囊裝著的藥可以和其他藥一起吃，不用隔開吃。實際上，這種觀點也是不對的？為什麼呢？因為無論是哪種劑型的藥品，只要是口服藥，都會在胃液或腸液中釋放出來再被吸收，所以，雖然在吃藥前它們各有各的顏色和形狀，各有各的劑型，但是在吃進去之後都是混在一起的，吸收入血之後也是在一起的。所以，藥品是否隔開吃的問題，雖然與藥品劑型有關，但並不是說，膠囊包住的藥就可以與其他藥品一起吃，而沒用膠囊包住的藥就不能與其他藥品一起吃。

那麼，究竟應該怎樣看待隔開時間吃藥這個問題呢？其實，這個問題的核心，歸根結底還是交互作用的問題。不存在相互作用的藥，一般不需要隔開吃；存在相互作用的藥，需要根據不同的交互作用類型，來決定是不是需要隔開吃。根據藥物交互作用的發生形式和最終結果，我們可以將其大致分為兩類：

1. 直接接觸發生的交互作用

有些藥物之間的交互作用，在交互接觸時就會發生，例如舒腹達®，透過具有層紋狀結構、通過對腸道內病毒細菌的吸附發揮其止瀉作用，但同時也會對抗生素、維生素等藥物產生吸附，影響藥物吸收。所以，當舒腹達®與Levofloxacin等抗生素合併使用時，按照說明書的要求，建議「間隔一段時間」，一般是1～2小時。

又如，很多中藥（例如大黃、五倍子、山茱萸等）含有鞣質和鞣酸成分，鞣質和鞣酸會與鐵劑、鈣劑等形成難溶性的螯合物，最終影響藥物吸收。所以，硫酸亞鐵的說明書寫著「本品與鞣酸等同服，會妨礙鐵的吸收」。這個時候，就需要將含有鞣質和鞣酸的中藥與鐵劑分開服用，減少它們接觸的可能性以避免交互作用。

再如，活菌製劑（比菲德氏菌、整腸錠）在臨床治療胃腸道疾病時很常用，抗生素在臨床治療細菌感染時也很常用，對於有些患者，需要聯合使用這兩種藥。但因為抗生素本身就具有抗菌作用，會對這些活菌進行殺滅，所以活菌製劑與抗生素也不能一起吃，一般需要間隔2小時以上。綜上，這些直接接觸發生的交互作用，實際上提示了這些藥物不能一起吃，必須間隔吃。

2. 通過藥物代謝或藥效作用等其他途經發生的相互作用

也有些藥物之間的交互作用，不是這種直接接觸的物理作用，而是發生在藥物吸收代謝過程中，或表現為最終的藥效增強或減弱。例如，立普妥是常用的降脂藥，但如果立普妥與開羅理黴素（抗生素）、Itraconazole Sporanox®（抗真菌藥）聯用時，由於後者對Atrovastatin代謝酶的抑制，會導致立普妥®在血中濃度和不良反應風險的大幅增加。這種交互作用已經不是間隔服藥能解決的，應選擇其他藥物或嚴格控制用量。

又如，阿斯匹靈是心腦血管意外的預防用藥，但也有人在服用阿斯匹靈的同時，給自己加三七粉。這個時候，阿斯匹靈和三七粉要不要間隔吃呢？從現代藥理學角度看，阿斯匹靈和三七粉都有抗血小板活性作用，無論是一起吃還是間隔吃，只要是合併使用，就會增加患者的出血風險。

再如，一個長期服用六味地黃丸補腎的患者感冒了，醫師為他開具了感冒清熱顆粒或連花清瘟顆粒，他需要間隔服用這二者嗎？因為感冒期間不宜服用滋補藥的原因，他應該暫停六味地黃丸的治療，單獨服用感冒中藥，等感冒痊癒後再開始六味地黃丸的治療。

所以，並不是間隔服藥就能解決所有的交互作用問題，涉及到藥物吸收代謝的交互作用，應該調換藥物或控制用量，而不是間隔服藥。因此，在確定服藥間隔之前，應該首先系統地瞭解一下藥物之間交互作用的類型。

臨床診療中，由於患者開藥的科室可能不止一個，醫師對於藥物交互作用的注意力有限，所以，建議患者在服用多個藥物時，尤其是服用來自於不同醫院、不同科室、不同醫師的多個藥物時，一定要向藥師諮詢，這樣才能全面、準確地瞭解藥物交互作用。

對於服用多種藥物（包括中藥和西藥）的患者，我們建議將自己服用的藥物列個清單，並向藥師進行諮詢。藥師會進行醫囑重整並甄別其中的藥物交互作用，對於確定沒有已知交互作用的藥物，就可以一起同時服用或先後服用；對於有交互作用的藥物，藥師會根據這種交互作用的強弱給你提供減量、換藥、間隔服藥的建議。幫你規劃服藥時間，提供全面的服藥指導。

一定要知道！漏服藥物的解決方法

很多高齡長輩都有漏服藥物的經歷，這也難免，服用藥物太多，服用方式又各不相同，生活一繁瑣起來，誰也不能保證不會忘記服藥。實際上，從目前的調查顯示，高達70%的老年居家患者曾經有過漏服藥物的經歷，漏服藥物的原因主要包括記憶力差、生活忙碌和不重視服藥治療。那麼，漏服藥物以後該怎麼辦呢？漏服藥物後的補服有4條基本原則，分別是：

1.漏服發生在兩次用藥間隔時間的1／2以內者，應立即按量補服，下次服藥仍可按原間隔時間。
2. 如漏服時間已超過用藥間隔時間的1／2，則不必補服，下次務必按原間隔時間用藥。

3. 亦可在發現漏服後立即補服，下次服藥時間依此次服藥時間順延。
4. 切不可在下次服藥時加倍或加大劑量服用，以免引起藥物中毒。

總原則就是盡可能保證血中濃度差異最小，並儘快恢復穩定水準。

其次，你需要知道的是，漏服藥物以後怎麼辦，是隨著藥物種類、漏服時間和患者病情而變化的。也就是說，漏服藥物以後是否補服、什麼時間補服、補服多少，是根據具體情況而定的。所以，要有這個印象，有些要補服，有些不用補服，視具體情況而定。

舉一個口服降糖藥的例子。因為口服降糖藥的種類很多，有磺醯尿素類、雙胍類、α-葡萄糖苷酶抑制劑類、胰島素增敏劑Rosiglitazone等類，不同藥物機轉和起始作用時間不同，漏服以後的處理方式也不同。

磺醯尿素類藥物

短效和長效區別對待。對於Novonorm（諾和隆錠）、Starlix（使糖立釋）等短效藥物，這些藥物需要在餐前30分鐘服用，通過增加胰島素的分泌來降血糖，所以如果服藥後不進餐就會增加發生低血糖風險。所以，漏服這些藥物一定不要輕易補服。

若還沒吃飯，就補服藥物後半小時再吃飯；如果已經吃了，就別急著補服，而是通過增加運動量來增加血糖消耗；當然下一次餐前也不要加倍補服，正常量即可。對於Glimepinde、美胰持續性藥效錠Mezide MR®等長效製劑，如果早餐後才想起未服藥，可以於午餐時補服原劑量藥品；如果午餐後才想起未服藥，可以在晚餐時減量服用。

雙胍類藥物

如Glucophage 庫魯化錠®，由於此類藥物不增加胰島素的分泌，低血糖風險較小。所以，應根據一般原則補服，如果臨近下一次服藥時間，則不需補服，正常服用下一次藥物即可。也有學者認為，如果Glucophage服用量本身就比較小，可通過增加運動量等方式來增加血糖消耗，不需補服藥物。

α-葡萄糖苷酶抑制劑類藥物

如Glucobay（醣祿®錠）。由於此類藥物的作用機制是延緩飲食中的葡萄糖在腸道中的吸收，所以單獨補服藥物而不吃飯是沒有藥效的。所以，此類藥物如果在吃飯吃到一半時發現漏服，可以立即補服；如果在餐後想起漏服，就不用補服了。下次就餐時正常吃藥就可以了。

胰島素增敏劑

Rosiglitazone（Actos® 愛妥糖錠）等，由於此類藥物屬於胰島素增敏劑，起效時間長，單獨使用也不易發生低血糖風險，所以應根據一般原則補服，如果臨近下一次服藥時間，則不需補服，正常服用下一次藥物即可。

降壓藥

降壓藥的種類非常多，有長效的、短效的。對於漏服一天服用多次的短效降壓藥來說，基本上就是按照一般原則，根據漏服時間和血壓情況決定是否補服。當然，補服以後最好能適當順延下次服藥的時間。對於漏服一天服用1次的長效降壓藥來說，情況就比較複雜了。對於Adalat®OROS 或Enalapril，還是應該根據一般原則來判斷是否需要補服，而對於半衰期比較長的Amlodipine（脈優®），有研究顯示，該藥規律服藥8週後漏服1次基本對降壓效果沒有影響，所以不必補服。

綜上，藥物漏服後是否補服，其實是一大學問，不同藥物、不同漏服時間、不同患者病情都有不同應對方法，不可不知。

自己煎煮中藥，要深知這些要領

據統計，大約有75%的患者會選擇自己煎服中藥。那麼，抓回來的中藥究竟怎麼煎？怎麼服？又有哪些注意事項呢？

★ 使用什麼鍋煎煮？

由於中藥成分複雜、飲片各樣，我們建議你最好用砂鍋或陶瓷鍋進行煎煮，也可以用不銹鋼鍋。但不能使用鐵鍋、鋁鍋和銅鍋，防止這些金屬物品與藥物發生反應，影響療效。

★ 煎藥之前是否需要清洗？

中藥飲片在出售之前經過了淨制和炮製，一般情況下無需淘洗。假如覺得不乾淨，用水漂洗一下即可。

★ 煎藥之前需要哪些準備？

煎煮前應該用清水（宜涼水）浸泡藥物30分鐘，以利於有效成分的溶出。以果實、種子和根為主的藥材，浸泡時間可適當延長。

★ 煎煮用水量是多少？

一般以加水量淹沒飲片2cm為宜，可用筷子（或乾淨的手）將飲片壓住後觀察加水量，否則質輕藥材上浮，將難以準確觀察水量。

★ 煎煮火候的把握

一般在未沸前使用大火，煮沸後改為小火保持微沸狀態，以防止藥液溢出或過快煎乾。煎糊的中藥不應服用。

★ 煎煮時間的把握
一般煎煮2次，第一煎煮沸後20～30分鐘關火將藥倒出，第二煎煮沸後15～25分鐘關火將藥倒出。「先煎藥」（指有效成分不易煎出的中藥，如礦石、貝殼類）需先煎10～30分鐘，「後下藥」（指藥性輕散、氣味芳香的藥物，以及一些久煎後會減低藥效的藥物，如木香、薄荷、鉤藤等）應在最後5～10分鐘入鍋。

★ 煎好的藥液怎麼處理？
煎好的藥液用紗布過濾，藥渣在紗布中放涼後絞渣取液。將2次煎液混勻，總量約500ml左右（約1瓶礦泉水），再平分成2份服用。

★ 什麼時間服藥？
一般1劑藥每天分2次或3次服用，驅蟲或瀉下的藥物空腹服，安神藥物睡前1小時服，對胃腸道有刺激性的藥物或胃腸敏感易激惹的藥物宜飯後服。有些藥也可以少量多次代水喝。

★ 藥液怎樣儲存？
煎好的藥液若常溫保存，最好在一天服完；若放在冰箱冷藏室儲存，一般可放置5～7天。代煎後藥液的塑膠包裝較嚴密，可以保存更長時間。

★ 冷藏後的藥液怎樣服用？
服用冷藏後的藥液時，可以採用微波加熱或開水反覆浸泡的方式，務必將藥液混勻熱透，否則會引起胃腸不適。

軟膠囊放冰箱裡嗎？

軟膠囊屬特殊膠囊，由於這種膠囊殼裡含有一定量的甘油和水，所以在儲存溫度過高時，膠囊殼之間會發生粘黏，形成膠囊之間的「抱團」。因此，一般的軟膠囊的保存條件都是「陰涼（環境不超過20℃）、乾燥處」。那麼問題來了，現有的室溫不滿足條件時，到哪去找這個陰涼乾燥處呢？冰箱的冷藏室行嗎？

理論上看，滿足這一條件的最佳儲存地點是藥品儲存櫃，一般藥局和醫院藥局都有這種設備，它的溫度範圍是8～20℃。但是，一般大眾的家裡是沒有這種設備的，這時候怎麼辦呢？能不能放在冰箱的冷藏室裡呢？

首先，冰箱冷藏室的溫度是2～8℃，不超過20℃，比儲存櫃（8～20℃）的溫度範圍更低。但實際上，很多冰箱的實際冷藏溫度分佈很複雜，不同隔層的冷藏溫度不同，靠近冷凍室的隔層溫度低。距離冰箱門不同遠近的區域冷藏溫度也不同，靠近內部的溫度低，靠近冰箱門的溫度高。

不同季節的冰箱冷藏室溫度也會不同，夏季時因為環境溫度和冰箱負荷的原因，冷藏室溫度會略高一些。所以，冰箱冷藏室的溫度變化快，具體放藥位置的溫度有可能處於5～8℃的區域，也可能處於8～10℃的區域。這個溫度範圍是一般的軟膠囊可以接受的。實際上，有研究顯示，在冷藏區保存時，軟膠囊會更加穩定，對軟膠囊崩解時限的影響會更小。

接下來，除了溫度，我們看一看濕度。很多軟膠囊在濕度比較大的環境下會容易產生粘黏，所以軟膠囊的保存要求還有一個是「乾燥」，那麼，冰箱冷藏室裡夠「乾燥」嗎？冰箱冷藏室是一個相對封閉的空間，濕度變化在30%～70%，

但是，隨著對蔬菜保鮮的要求越來越高，很多冰箱開始增濕，或者增加能調節濕度的裝置。所以，冰箱濕度的變化範圍很大，需要根據具體情況來看。儲存藥品的相對濕度大致建議為35%～75%，不過也有濕度55%以下為乾燥，冬季45%以下、夏季60%以下為乾燥的說法。所以，冰箱冷藏室的濕度是有可能達到「乾燥」標準的，關鍵在於濕度調節系統的設置，如果是一個專用於蔬菜保鮮的冰箱，則濕度很可能會超標。

由此可知，對於軟膠囊「陰涼乾燥處」的儲存要求，一般冰箱是可以達到的，但需要注意以下兩點：不宜緊貼冰箱內膽以防溫度過低；不宜選用專門的蔬菜保鮮冰箱以防濕度過高。

當然，冰箱儲存藥品還需要考慮菌落污染、氣味交叉等因素，所以，在炎炎夏日，將軟膠囊暫時在冰箱冷藏室裡放置一段時間可以，但不宜長期儲存在冰箱裡。

咀嚼、口服、舌下錠，藥效可不慢

　　口服是最常見的吃藥方法了，一般情況下，說明書上說的口服，都是指用水吞服，簡單來說，就是先喝一杯水，然後把藥放在嘴裡，再用一杯水把藥吞服到胃裡。當然對於顆粒劑來說，一般都是「沖服」的用法，簡單來說，就是在杯子裡把顆粒劑用水化開，然後口服。除了這些常見用法之外，還有咀嚼、口含、舌下錠的用法，你都明白嗎？

1. 咀嚼

　　咀嚼的意思就是嚼碎後服用的意思，這麼做的目的是要增強藥效或減少不良反應。有些藥品在名稱中會標注「咀嚼錠」三個字，這就提示這個藥需要嚼碎後服用。

　　另外一些藥品會在說明書的「用法用量」項下標注「口嚼」，也表示這個藥需要嚼碎後服用。從類型上看，嚼服的藥物主要集中在消化系統疾病用藥、冠心病心絞痛用藥、維生素和礦物質補充劑和其他類藥品等。主要包括以下幾類。

消化系統疾病治療用藥

用於治療胃食道逆流的藥品，很多都需要嚼服，例如Famotidine鈣鎂複方（註：大陸複方藥，台灣少見）咀嚼片、鎂鋁制酸劑、Sucralfate咀嚼片等。用於治療消化不良和腹瀉的乳酸菌素片也建議嚼服。

維生素及礦物質補充劑

很多補鈣、補鐵，甚至補充維生素的藥都建議嚼服，例如維生素C咀嚼

片、乳酸鈣咀嚼片、三維葡磷鈣咀嚼片、維生素EC顆粒、維生素AD滴劑、亞鐵咀嚼錠等。

冠心病心絞痛用藥

阿斯匹靈用於急性心梗患者發病時，建議嚼碎後服用，目的是為了快速吸收。冠心蘇合咀嚼丸在用於心絞痛治療時為嚼碎服。

其他需要嚼服的藥品

● Acarbose (Glucobay®)：用於治療糖尿病，可在進餐時與前幾口食物一起嚼服。
● Mebendazole簡稱MBZ：用於蛔蟲和蟯蟲的治療。
● 艾胃逆服咀嚼錠：保護敏感之胃壁及食道壁黏膜。

2. 口含

口含的意思就是把藥品放入口腔後含住，任其自然崩解，不用水快速送至胃部。一般而言，治療咽痛、口腔潰瘍、口腔炎症或咳嗽的藥品需要口含，一些中藥補益藥也可以口含，還有一些維生素補充劑也可以口含。當然，從口含部位上看，咽痛可以口含在近咽喉處，口腔潰瘍可以口含在潰瘍或近潰瘍處。從藥品劑型上看，口含的藥品可以是片劑、丸劑、膏劑、顆粒劑或茶塊。

3. 舌下錠

舌下錠是一種特殊的給藥方式，其藥物的服用部位是在舌下，而不能在口腔中其他部位。舌下錠的目的是為了避免肝臟的首過效應(First pass effect)，讓少量藥物快速吸收起效。常見的舌下錠藥品大多是心絞痛、哮喘的急救類藥品。

咀嚼、口含和舌下錠的藥品，有中藥也有西藥，使用時都對口腔黏膜具有一定的刺激性，長期服藥時需密切監測。需要注意的是，現在有很多緩控釋製劑都是不能嚼服的，所以在使用藥品前，一定還要仔細看看說明書用法。

何時吃阿斯匹靈腸溶微粒膠囊，誰說得對？

阿斯匹靈是最常見的解熱鎮痛抗炎藥，同時也因其良好的抗血小板作用，成為心腦血管意外的預防用藥。部分高齡者只要具備心腦血管意外的風險因素（例如高齡、高血壓、糖尿病、動脈粥樣硬化疾病等），就建議長期服用小劑量阿斯匹靈作為預防用藥。那麼，對於這種天天都要吃的藥品，究竟應該在什麼時間服用？是飯前，還是飯後吃呢？

首先，普通的阿斯匹靈劑型，一般認為是飯後吃比較好，這樣有利於保護胃黏膜少受藥物的刺激。但是，對於阿斯匹靈腸溶微粒膠囊，不同的學者意見不統一，主要包括以下4個時間點：

1. 飯前吃（約飯前30分鐘）

原因很簡單，有些阿斯匹靈腸溶微粒膠囊的說明書標明「應飯前用適量水吞服」。而且，飯前服用阿斯匹靈腸溶微粒膠囊，一般25分鐘可以到達小腸發揮作用，而如果在飯後服用，則會與飯混合後在胃部停留較長時間，同時胃部進食後胃液PH發生變化，可能造成藥物溶出而出現刺激胃黏膜的風險。同時，有臨床試驗表明，與早飯後服藥相比，早飯前30分鐘服藥可以減少出現胃部不適的發生率，二者分別為4%和30%。

2.　睡前吃（晚飯後3小時，空腹）

有學者認為，阿斯匹靈腸溶微粒膠囊從口服到進入腸道溶出吸收需要2～3小時，而只有睡前吃才滿足距離晚餐和下一頓早餐都有至少3小時空腹的條件，保證阿斯匹靈腸溶微粒膠囊不會在胃酸環境下溶出。而心腦血管意外高發的時段為清晨，睡前吃藥能夠保證此時段有最大血藥濃度覆蓋。

3.　飯後吃

有學者認為，即使是阿斯匹靈腸溶微粒膠囊，也可飯後吃。因為腸溶微粒膠囊所採用的腸溶，即使在飯後的胃液環境中（PH從1.0上升到3.0～5.0），阿斯匹靈腸溶微粒膠囊也不會提前釋放，因為這些腸溶微粒是在PH6.8的環境中釋放。同時，餐前服用的胃排空速度也不一定比餐後快，還有很多其他複雜因素要注意。

4.　晚飯後30分鐘吃

有學者認為，腸溶微粒膠囊並非在胃液環境下完全不溶出，只是溶出度很低罷了。但是對於長期小劑量服藥的患者來說，即使這一點也足以形成對胃黏膜的刺激，而飯後吃能改善這種刺激，所以應該飯後30分鐘左右吃。另外，提倡晚飯後30分鐘吃，也是考慮到需要覆蓋清晨血壓升高的時間段，才能更好的發揮預防心腦血管意外的作用。

這就是阿斯匹靈腸溶微粒膠囊的四個吃藥時間點，絕大部分患者都會在其中某個點吃藥。那麼，這4個時間點究竟哪個更好呢？其實，這其中包含著兩個最重要的因素。搞清楚了這兩個因素，也就知道在什麼時間服藥比較好了。

★ 腸溶微粒膠囊在飯後服用，會不會增加對胃黏膜的刺激？

一方面，從胃液PH變化和腸溶微粒膠囊的設計原理角度看，飯後服用時的胃液環境變化，應該會增加阿斯匹靈腸溶微粒膠囊在胃部的溶出，亦即增加對胃黏膜的刺激。另一方面，飯後服用，藥物與食物的混合也會減少藥物對胃黏膜的直接刺激，二者的綜合效應，因為這種溶出是少量的，所以這種刺激性的增加應該不會太多。

★ 腸溶微粒膠囊服用後進入腸道吸收的時間究竟有多長？

根據相關的藥物動力學研究，與普通劑型相比，腸溶微粒膠囊的吸收會延遲3～6小時，服用後2～3小時才會明顯被吸收進入血液中起效，並持續約10個小時，所以如果為了覆蓋晨起的心血管事件高發時間段，晚上服藥確實是比較合理的。

最後，最為重要的是，無論何時服用，其導致出血的不良反應可能性不會降低，因為除了直接對胃黏膜刺激之外，其間接的抗血小板作用可能更為重要。所以，年齡較大（＞70歲）、有消化道潰瘍等疾病史、有出血傾向的患者慎用阿斯匹靈，而併用Omeprazole(Losec®)等抑酸劑、鋁碳酸鎂等胃黏膜保護劑則有利於減少阿斯匹靈造成消化道出血的不良反應。

審註：台灣阿斯匹靈使用的通用劑型，為腸溶微粒膠囊，不是膜衣錠。

小病藥來治

人活這一輩子，誰沒有個小病小恙？像感冒、咳嗽、腹脹、腹瀉、便秘、失眠等，一年總會遇到幾次，談到治療，大家通常都是 DIY——自己選購藥品服用。如果患了「高糖冠腦」（高血壓、糖尿病、冠心病、腦血管病），服藥則成了每日生活的一部分。無論小病小恙還是慢性病，這些時候該怎樣選藥、用藥？有哪些注意事項？什麼情況下應該儘快就醫？也許很多人不瞭解。

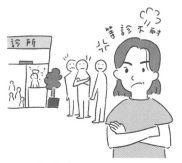

只是喉嚨痛，看個醫師，常常一個早上的時間就沒了。

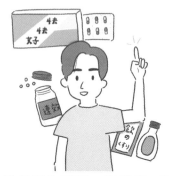

像普通的感冒、喉嚨痛，這種小病，是不是自己到藥房買個藥來吃就行了呢？

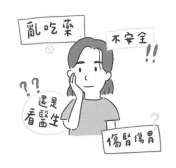

但是亂吃藥，又可能會衍生很多問題，究竟應該怎麼選擇才好呢？

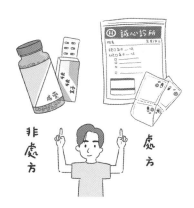

其實，就像書籍、影音分級一樣，藥品也是有分級的。藥品大致上可分為三類，分別是憑醫師處方才能開具、不可自行亂吃的處方用藥及可自行購買的非處方用藥。（審註：指示用藥或成藥）

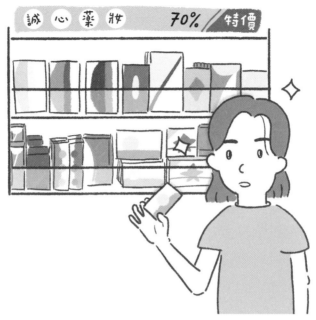

非處方用藥再分為兩種，即藥性較為溫和，但仍須經過醫師或合格藥事人員推薦，於指定處所才能購買的指示用藥，以及具有療效，但副作用輕微且能預期，安全性較無爭議的成藥。

這些小病不用去醫院

眾所周知，我國的藥品按照處方藥和非處方藥管理。什麼是非處方藥？就是不需要醫師處方，可以自己在藥局買到的藥，簡單地說，就是可以自行到藥局購買。而處方藥就是只有憑醫師處方才能買到的藥。

實際上，只有在患者能夠自行辨認疾病，並自行選擇對藥物的時候，這種藥物才可以成為非處方藥。很顯然，並不是所有的疾病都滿足這個條件。那麼，哪些情況可以不去醫院而自己買藥吃呢？或者說，哪些情況不適合自己買藥吃，必須去醫院呢？

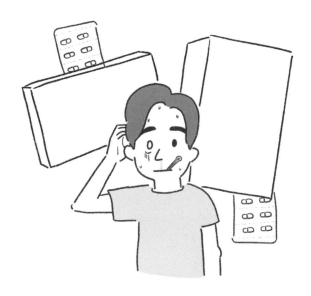

感冒　何時應就醫，何時可自行服藥？

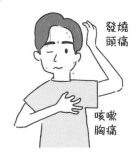

發燒
頭痛

咳嗽
胸痛

普通感冒和上呼吸道感染時可以自己買藥吃，而病情加重，出現高燒不退、胸痛、劇烈咳嗽或懷疑為肺炎時，應儘快就醫。

可自己買藥

中醫：風寒感冒、風熱感冒、暑濕感冒、體虛感冒、流行性感冒等。

西醫：普通感冒、流感、上呼吸道感染。

應儘快就醫

中醫：感冒重症、風溫肺熱病。

西醫：普通感冒、流感冒重症、上呼吸道感染重症、下呼吸道感染（肺炎）等。

小金藥師提醒

若自行服用成藥無效，或吃了以後症狀反而加重，出現忽冷忽熱，或是高燒不退、胸痛、喉嚨痛加劇的情況，應立即去醫院看病。

如果感冒出現全身痠痛、關節疼痛、惡寒、無汗的症狀，就是風寒重症；或者出現中度熱（≧ 38.1℃）以上、熱度不退、咳大量黃痰、咳喘的症狀，就是風熱重症，一定要去醫院，聽從醫囑採用中藥或西藥治療！

病症 2
咳嗽　何時應就醫，何時可自行服藥？

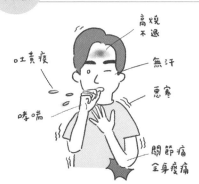

感冒後咳嗽可以自己買藥吃，而支氣管哮喘、肺炎、慢性阻塞性肺疾病所致咳嗽，應儘快去醫院就診。

可自己買藥

中醫：咳嗽屬於風寒襲肺、風熱犯肺、風邪犯肺、風燥傷肺、痰濕蘊肺、痰熱郁肺、陰虛燥咳等證型。

西醫：感冒、上呼吸道感染、急性支氣管炎、慢性阻塞性肺病（限於慢性支氣管炎）所致的咳嗽。

應儘快就醫

中醫：咳嗽屬肺陰虧耗證、風溫肺熱病、哮病發作期，以及肺癰、肺癆、肺脹、肺萎等所致的咳嗽。

西醫：支氣管擴張、支氣管哮喘發作期、癌性咳嗽，以及肺炎、肺膿瘍、肺結核、肺間質纖維化、肺心病、慢性阻塞性肺病（肺氣腫）所致的咳嗽等。

小金藥師提醒

支氣管哮喘、肺炎、慢性阻塞性肺病、肺結核等疾病所導致的咳嗽，要老老實實地到醫院就診。感冒後的咳嗽，就算是肺陰虛型的咳嗽，自行服藥若仍不見好，也一定要去醫院。因為久咳會寒化，一到冷天就咳，不停地咳白痰，這個治起來就麻煩了。

腹瀉 何時應就醫，何時可自行服藥？

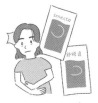
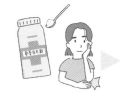

腸躁症和急慢性腸炎可以自己選藥吃，而痢疾、腸道腫瘤、食物中毒所致的腹瀉，應儘快去醫院就診。

可自己買藥

中醫：寒濕內盛、感受濕熱（暑濕）、食滯腸胃、脾胃虛弱、腎陽虧虛證等所致的腹瀉。

西醫：功能性腹瀉、腸易激綜合症（腹瀉型）、急慢性腸炎所致的腹瀉。

應儘快就醫

中醫：腹瀉重症。

西醫：食物中毒、痢疾、霍亂、急慢性腸炎重症、腸道腫瘤、腸結核、結腸炎，以及其他臟器病變影響消化吸收功能所致的腹瀉等。

小金藥師提醒

若症狀表現為手足怕冷、肚子咕咕叫、腹脹、腹瀉如水、大便無味，就是脾陽不足，可以用理中丸。而西藥的部分，則可依醫囑使用舒腹達，以緩解症狀。若一日 3～4 次慢性腹瀉、大便不成形，不愛吃飯、氣短、身體疲乏、面色發黃，就是脾胃虛弱的表現，則可以用參苓白朮散。

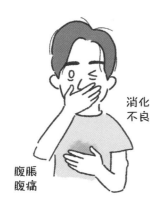

病症 4
腹脹　何時應就醫，何時可自行服藥？

消化
不良

腹脹
腹痛

▶ 慢性胃炎、大餐後消化不良所致的腹脹可以自己買藥吃，而萎縮性胃炎、膽囊炎、脂肪肝等所致的腹脹，應儘快去醫院就診。

可自己買藥

中醫：飲食內停、痰濕中阻、肝胃不和、脾胃虛弱、氣滯血瘀證等所致的腹脹。

西醫：功能性消化不良、慢性胃炎（淺表性胃炎）所致的腹脹。

應儘快就醫

中醫：腹脹重症。

西醫：萎縮性胃炎、糜爛性胃炎、肥厚性胃炎、胃下垂及肝、膽、胰腺疾患（如肝炎、肝硬化、脂肪肝、膽囊炎、膽結石、慢性胰腺炎等）等所致的腹脹。

病症 5
便祕 何時應就醫，何時可自行服藥？

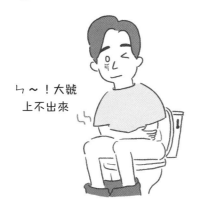

ㄅ～！大號
上不出來

一般便秘可以自己選藥，如果是藥物、手術後所致的便秘，應儘快就醫。

可自己買藥

中醫：實秘（熱秘、冷秘等）、虛秘（氣虛秘、血虛秘、陰虛秘、陽虛秘等）。

西醫：功能性便秘、便秘型腸躁症。

應儘快就醫

中醫：便秘重症。

西醫：器質性病變所致便秘（如直腸腫瘤）、藥物性便秘、手術後便秘、產後便秘等。

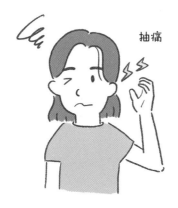

抽痛

如果是感冒著涼後所致的頭痛，可以自己買藥吃，但是如果是外傷後頭痛或原本就有高血壓、腦血管病、鼻炎或有發熱感染時，應儘快就醫。

可自己買藥

中醫：風寒、風熱、風濕、血虛、腎虛頭痛等所致的頭痛。

西醫：偏頭痛、緊張性頭痛。

應儘快就醫

中醫：中風等疾病所導致的頭痛。

西醫：偏頭痛（重症）、緊張性頭痛（重症）、原發性三叉神經痛、高血壓、心腦血管疾病（腦動脈硬化、腦血栓等）、顱內疾病、感染性疾病、五官科疾病、外傷後頭痛等。

眩暈 何時應就醫，何時可自行服藥？

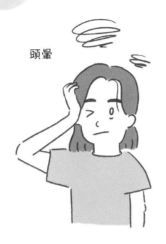

頭暈

症狀較輕微的眩暈可以自己買藥治療，如果有比較嚴重的貧血、營養不良、高血壓、頸椎病，或者為產後出現的眩暈，應儘快就醫。

可自己買藥

中醫：一般虛證或實火、痰濕所致的眩暈。

西醫：症狀輕微的低血壓、輕度缺鐵性貧血、輕度營養不良性貧血、植物神經功能紊亂所致的眩暈。

應儘快就醫

中醫：眩暈重症、中風等所致的眩暈。

西醫：症狀嚴重的低血壓、中重度缺鐵性貧血、中重度營養不良性貧血、其他類型貧血（如再生障礙性貧血、溶血性貧血等）、高血壓、腦動脈硬化、椎基底動脈供血不足、心臟病、顱內疾病、五官科疾病、腦震盪、產後眩暈、術後眩暈等所致的眩暈。

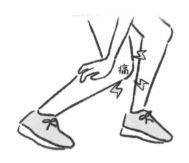

痛

症狀輕微、發作頻率低的關節疼痛可以自己買藥治療，如果患者本身有痛風、高尿酸血症、糖尿病，當關節出現紅腫變形或下肢病變時，應儘快就醫。

可自己買藥

中醫：風寒濕痹、虛痹、虛實夾雜痹。

西醫：肢體關節疼痛（風、寒、濕所致，無明顯器質性疾病）、類風濕性關節炎輕症的局部對症治療（限外用）。

應儘快就醫

中醫：風濕熱痹、血痹、脈痹。

西醫：風濕性關節炎、痛風引起關節紅腫、變形、功能障礙，坐骨神經痛、糖尿病併發血管下肢病變等。

用藥，原來這麼有意思！但為何藥師不是醫師，仍然可以指導大眾用藥呢？其實，執業藥師的業務範圍含括下面數種：

藥品販賣或管理、藥品調劑、藥品鑑定、藥品製造之監製，藥品儲備、供應及分裝之監督，含藥化粧品製造之監製、依法律應由藥師執行之業務、藥事照護相關業務。

所以，在每一個合法藥局，都會看見藥師的身影！

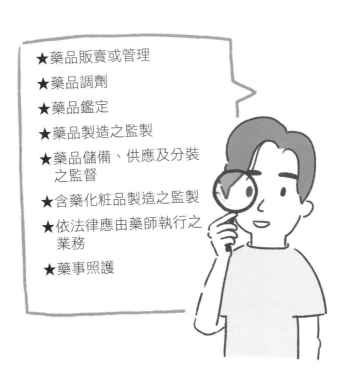

★藥品販賣或管理

★藥品調劑

★藥品鑑定

★藥品製造之監製

★藥品儲備、供應及分裝之監督

★含藥化粧品製造之監製

★依法律應由藥師執行之業務

★藥事照護

感冒了，選中藥還是西藥治療？

感冒是一年四季均會發生的常見疾病，通常易在季節變換、忽冷忽熱或抵抗力下降時發病。感冒不僅會出現鼻塞、頭痛、全身不適等症狀，還會破壞心情，影響工作的狀態和效率。那麼，感冒後應該選擇中藥還是西藥呢？有什麼需要注意的細節呢？

★ 感冒後，選擇休息還是選擇藥物？

感冒後，首先要注意多休息多飲水，有條件的還可以透過飲用一些溫熱的蔥薑水、檸檬水等，緩解症狀，加速疾病自癒。但當這些措施收效不大或出現新的症狀時，還是應儘早就醫，並有針對性的服用藥物。

★ 感冒應該吃什麼西藥？

從西醫角度看，感冒分為普通感冒和流行性感冒，主要是由病毒引起的急性呼吸道感染性疾病。一般來講，普通感冒症狀較輕，在無併發症的情況下，一般一週左右可自癒；而流行性感冒的發熱、頭痛、全身酸痛的症狀更重一些，治療也應更加積極。而西藥治療感冒主要是以對症治療為主。

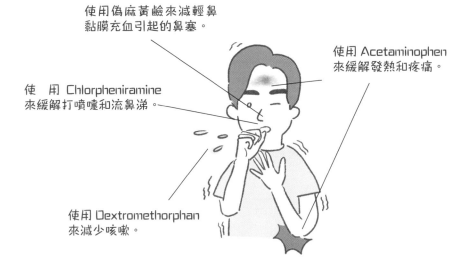

使用偽麻黃鹼來減輕鼻
黏膜充血引起的鼻塞。

使用 Acetaminophen
來緩解發熱和疼痛。

使　用 Chlorpheniramine
來緩解打噴嚏和流鼻涕。

使用 Dextromethorphan
來減少咳嗽。

　　目前，市售的感冒成藥，就是主要由它們組成。另外，根據醫師診
斷，有時也會運用一些抗病毒藥物，例如Amantadine。

★　感冒後吃西藥的利弊

　　與中藥相較，西藥在緩解症狀方面收效更快，但會有一些不良反
應，如頭暈、嗜睡、口乾、乏力等。同時，有消化性潰瘍的患者、孕婦
及哺乳期婦女、肝腎功能不全患者，以及心臟病、高血壓、甲狀腺疾
病、糖尿病、前列腺肥大和青光眼患者，在選擇西藥感冒藥時應極為慎
重，建議在醫師或藥師指導下用藥。

★ 感冒應該吃什麼中藥？

從中醫學角度看，感冒主要分為風寒感冒、風熱感冒和暑濕感冒，是不同體質患者感受不同邪氣造成的，治療上講究辨證論治，臨床也有很多中成藥可供選擇。

風寒感冒

主要特點：頭痛、流清涕、痰白稀、有明顯受涼史。

治療：宜選用辛溫解表中成藥。

風熱感冒

主要特點：咽喉腫痛、黃濁鼻涕、黃黏痰和口渴。

治療：宜選用清熱中成藥。

暑濕感冒

主要特點：頭暈頭重、四肢倦怠和噁心嘔吐等。

治療：宜選用藿香正氣類中成藥。

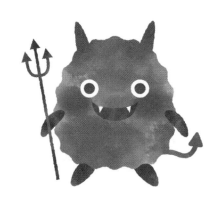

★ 感冒後吃中藥的利弊

中藥在個體化對症治療方面具有一定優勢，能夠根據不同患者感冒的類型區別用藥，但辨證選藥十分重要。因此，不建議患者僅憑藥品名稱有「感冒」二字就購買，也不建議患者根據自己的症狀摸索選藥，而應遵循醫師或藥師的意見，否則有因吃錯藥而延緩或加重病情的風險。

飲食上避免油膩、辛辣、肥甘厚味和生冷的食物，宜以清淡飲食為主。

★ 中西藥的合併用藥可以嗎？

由於現有藥局售賣的西藥、中藥和中西藥複合製劑品種很多，其成分也各不相同。因此，無論是中藥與中藥的聯用、西藥與西藥的聯用，還是中藥與西藥的聯用，均應是十分慎重的。建議患者在醫師或藥師指導下用藥，不宜自己增加藥品。

★ 感冒後是否需要服用抗生素？

感冒一般是不需要服用抗生素的，但當症狀無明顯改善或出現新的不適症狀時，需要及時就醫。在醫師明確診斷為細菌感染，如急性支氣管炎、肺炎的前提下，需要按照醫囑使用足量的抗生素。

★ 為什麼感冒期間不宜服用滋補類中藥？

仔細閱讀很多治療感冒的中成藥說明書（如感冒清熱顆粒、連花清瘟膠囊等），會發現在「注意事項」裡有這樣一句話「不宜在服藥期間同時服用滋補類中藥」，那麼，這是什麼意思呢？

也許你會想，是不是這兩個中成藥之間有什麼交互作用呢？呃，這麼想也對。但是更準確的說法，其實不是兩個中成藥，或者這兩個中成藥組分之間存在不好的交互作用。而是說，感冒期間不適合服用滋補類中藥或中成藥，是病證原因造成的用藥不適宜。為什麼會這樣呢？

有人說，感冒時大都會有咽痛、發熱的症狀，也就是說，大部分感冒患者或多或少的具有熱性症狀，而滋補類中藥也大多為溫熱性中藥，

例如熟地黃、淫羊藿、阿膠等，如果在伴有熱性症狀的感冒時使用溫熱性中藥，豈不是火上澆油，越來越熱？

所以，感冒時不宜使用滋補性中藥。這種說法具有一定道理，但並不完全正確，因為這種意思的準確表述應該是「感冒發熱時不宜使用溫熱性中藥」，而不是「感冒期間不宜使用滋補類中藥」。

那麼，更為準確的原因是什麼呢？其實，只要通過簡單的表裡辨證法，就可以有一個很好的解釋。中醫理論強調陰陽辨證法，陰陽辨證法除了寒熱辨證、虛實辨證之外，還有一個很重要的辨證就是表裡辨證。什麼意思呢？有些疾病可以歸為表證（又叫外感），如風寒感冒和風熱感冒，而有些疾病可以歸為裡證（又叫內傷），如臟腑氣血虛弱證。

歸為表證的疾病，基本治法就是治表，例如疏風散寒解表。歸為裡證的疾病，基本方法就是治裡，例如補氣養血填精。對於一般疾病的治療，表證和裡證是不同的，所謂「內傷外感，頗相疑混，誤治必死，極當詳辨」（《醫學源流論》）。

在外感和內傷的治療上，傳統中醫強調「以內症多者，是內傷重於外感，補養為先。外症多者，是外感重於內傷，解散為急」。「客邪初至，病勢方張，若要補之，未免閉門留寇」。什麼意思呢？就是表證和裡證的治療需要有先有後，如果在外感初起，外邪剛盛的時候採取補益的治療方法，則會導致外邪不宜祛除。所以，外感和內傷的治療是需要有先後的，不宜同時使用。從病勢和藥性角度看，解表藥藥性向外散邪祛邪，而滋補藥藥性向內填之補之，也是相反的。

綜上，由於傳統理論認為，外感表證與內傷裡證需要分別論治，有先有後，有主有次，而不是同時等強度開始，所以，感冒期間不宜服用滋補類中成藥。

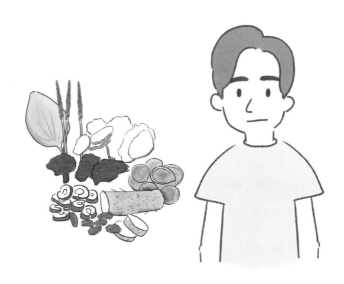

★ 治療感冒如何選擇中成藥？

　　在感冒治療藥物的選擇上，很多人都會選擇中成藥來治療，那麼，哪些中成藥能夠治療感冒呢？從感冒的中醫證型和症狀上看，採用某些中成藥的治療是對症的、有良好效果的。

外寒內熱證型

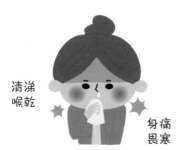

清涕
喉乾

身痛
畏寒

俗稱「寒包火」，治療應當散寒清熱。此類中成藥的成分可能包括荊芥穗、薄荷、防風、柴胡、紫蘇葉、葛根、桔梗、苦杏仁、白芷、苦地丁、蘆根組成，能夠疏風散寒，解表清熱。用於風寒感冒、頭痛發熱、惡寒身痛、鼻流清涕、咳嗽喉乾。

外寒內熱、肢體痠痛

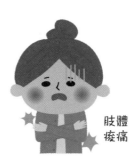

肢體
痠痛

針對肢體痠痛特別明顯的外寒內熱感冒患者，含羌活、防風、蒼術、細辛、川芎、白芷、黃芩、甘草、地黃等成分的中成藥，能疏風解表，散寒除濕。用於外感風寒挾濕所致的感冒，症見惡寒、發熱、無汗、頭重而痛、肢體酸痛。注意，若藥品含有細辛，腎功能不全患者禁用。

寒邪伴明顯燥邪

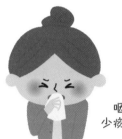

咽乾疼
少痰或無痰

寒邪侵淫人體的同時，有時會伴有比較明顯的燥邪，主要表現為咽乾咽痛、乾咳少痰，這個時候應該加用養陰之品。含有地黃、川貝母、麥冬、白芍、玄參、薄荷、牡丹皮、甘草等成分的中成藥，能夠養陰潤肺、清熱利咽。用於咽喉乾燥疼痛、乾咳、少痰或無痰。

肺胃熱證型

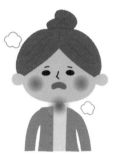

咽乾疼
咽部灼熱

伴有明顯咽乾咽痛的肺胃熱證感冒患者，可使用含有板藍根、黃芩、梔子、黃柏、膨大海等成分的中成藥，能夠清熱解毒，利咽消腫。用於急性咽炎、肺胃實熱證所致的咽痛、咽乾、咽部灼熱。

濕邪型

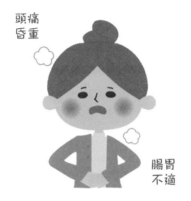

頭痛
昏重

腸胃
不適

應使用帶有蒼朮、陳皮、厚朴（薑製）、白芷、茯苓、大腹皮、生半夏、甘草浸膏、廣藿香油、紫蘇葉油等成分的中成藥，能夠解表化濕，理氣和中。用於外感風寒、內傷濕滯或夏傷暑濕所致的感冒，頭痛昏重、胸膈痞悶、脘腹脹痛、嘔吐泄瀉，胃腸型感冒等證候者。

以濕溫為主，或兼夾明顯濕邪，表現為肢體困重、噁心嘔吐等症狀的患者，

小金藥師說

治療流感時，中西藥是否可以併用？

關於流感用藥的諮詢中，許多患者會問：治療流感時，中西藥可以併用嗎？Oseltamivir（克流感）是最經典的抗流感病毒西藥，若中西藥「強強聯手」是否可以？會帶來更好的效果嗎？

首先，我們來看一看 Oseltamivir 的藥效機制。Oseltamivir 的藥效機制明確，就是抑制了流感病毒表面的一種神經氨酸酶，阻礙了病毒通過宿主細胞向外擴散。

而中藥的藥效機制不十分清楚，可能的作用方式是抑制了 NF-KB 信號通路的磷酸化表達，繼而抑制了流感病毒的複製及調節宿主免疫反應。簡單地說，二者的藥效作用機轉不相同，聯合使用可能會有協同增效的結果。

然後，我們看一看 Oseltamivir 與中藥之間，是否可能存在交互作用。根據克流感的仿單描述，「Oseltamivir phosphate 可以廣泛的被主要存在於肝臟中的酯酶（esterases）轉化成其活性代謝物。與酯酶競爭作用有關的藥物交互作用，在文獻上尚未有廣泛的討論。Oseltamivir 及其活性代謝物對蛋白質的結合性低，顯示較無可能發生藥物取代性的交互作用。」。簡單地說，二者存在相互作用從而影響藥效的可能性不大。

那麼，這些資料是否說明 Oseltamivir 可以和中藥併用呢？其實，還有兩個關鍵問題需要考慮。

其一，患者是否適合服用該種中藥。什麼意思呢？剛才我們的分析，基本上都是現代醫學角度的解釋，用藥時，需要遵循中醫藥理論指導。所以，如果患者的症狀不符合特定中藥的適應症（如熱毒襲肺證，症見發熱或高熱、惡寒、肌肉酸痛、鼻塞流涕、咳嗽、頭痛、咽乾咽痛、舌偏紅、苔黃或黃膩），或患者存在使用特定中藥的禁忌症，或慎用情況（如風寒感冒者、高血壓、心臟病患者、嚴重肝腎功能不全、年老體弱及脾虛便溏者等），那麼，中西藥合用就是不合適的。

其二，患者的經濟狀況。什麼意思呢？若中西藥的療效基本上大同小異，那麼，多吃一種藥的經濟負擔就需要考量了。如果使用其中一種藥就可以控制症狀，並最終戰勝流感，其實也沒必要多

吃一種。只不過，在流感來襲時，很多人的選擇是吃好幾種藥，以圖速效。

因此，治療流感時，中西醫通常都是單藥應用。雖然並非不能聯用，但聯用時需要考慮流感患者的中醫證型和經濟狀況。

治療感冒的中藥和西藥各有側重，西藥可快速緩解一些感冒症狀（頭痛、鼻塞、流鼻涕等）；而中醫證型較為典型的患者宜選用對症的中成藥，全身不適也會快速得到改善。但二者聯用還需慎重，也不建議盲目使用抗生素。

咳嗽了，選對藥才能止咳

咳嗽是很常見的病證，感冒後會咳嗽，慢性咽炎有痰會咳嗽，吃了普利類降壓藥也會咳嗽。同樣，從中醫理論角度看，咳嗽的原因也有很多。那麼，面對市面上琳琅滿目的止咳化痰類中成藥，應該怎樣選用才更為合理呢？

首先，在選藥時要分清楚是外感咳嗽還是內傷咳嗽。外感咳嗽的大概意思就是說感冒後出現的咳嗽，一般發病較急，屬於急性病。與此相反，內傷咳嗽是指那些並未感冒而出現的咳嗽，一般發病較緩，不知不覺就咳嗽上了，有點慢性病的意思。對於外感咳嗽和內傷咳嗽的治療策略不一樣，需辨證選藥。一般來看，在選藥時需要注意以下幾個方面。

以下是常見的6種咳嗽的區別與合理選藥，在臨床使用中成藥時，你可以根據不同的症狀分別選擇最適合自己的藥物。咳嗽比較複雜時，還需要適度的聯合用藥，但最好在醫師或藥師的指導下用藥。當然，咳嗽的治療方案很多，還有一些以補腎、利水為主的治療方案。所以，如果你咳嗽時間很長了，或者你還合併有其他病證，建議你先服用中藥湯藥治療。

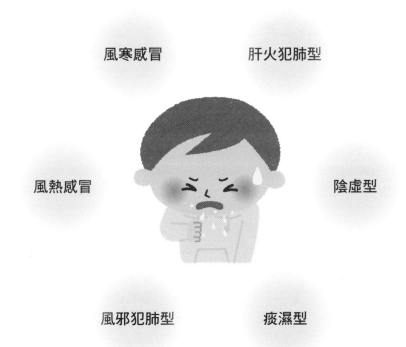

風寒感冒　　　　肝火犯肺型

風熱感冒　　　　陰虛型

風邪犯肺型　　　痰濕型

風寒感冒

☑ 稀白痰　　☑ 頭痛怕冷
☑ 鼻塞流清涕　☑ 舌苔薄白

如果你在咳嗽的同時伴有以上症狀，首先是感冒了，其次是風寒感冒引起的咳嗽。對於這種咳嗽的治療，實際上就是在風寒感冒的治療中增加止咳化痰的藥物，並且以止咳為主，適用的中成藥包括通宣理肺丸、杏蘇散（內服液）等。這些中成藥裡面，一般多含有麻黃、半夏、苦杏仁、橘紅等成分，用法用量要嚴格控制，不能超過仿單之用法及用量，高血壓患者在使用時須注意監測血壓。

痰濕型

☑ 痰多痰濁　☑ 脘腹脹滿
☑ 胸悶　　　☑ 食欲差

如果你的咳嗽是以痰多為主要表現，無論是稀薄痰還是黏稠痰，只要是痰多，那麼很可能屬於痰濕咳嗽。一般痰濕咳嗽的患者，一方面是感受濕邪比較明顯，另一方面則是會有一定程度的脾虛，脾虛就會生濕，在咳嗽時就會表現出痰多痰濁的情況。對於這種咳嗽的治療，一般採取健脾燥濕止咳的治療方案。一般情況下，此類患者在止咳化痰的同時，也可適當聯用一些健脾燥濕之品，例如人參健脾丸、四君子湯等。

風邪犯肺型

> ☑ 多陣發性和刺激性嗆咳
> ☑ 遇環境（寒熱、氣味）變化或夜臥晨起時突發
> ☑ 反復發作

如果你的咳嗽更像是這種類型，那麼很可能是風邪犯肺型咳嗽，屬於肺氣失宣較為嚴重的一種類型，這種陣發性的嗆咳並不伴有很多痰，更像是反射性的刺激性咳嗽。對於這種咳嗽的治療，一般採取疏風宣肺的治療方案。一般而言，部分感冒後咳嗽的患者會進展為這種陣發性嗆咳，在治療的過程中，除了選取此類咳嗽適用的中成藥之外，也可以根據合併有白痰或黃痰的症狀，適度聯用一些散寒或清熱的止咳中成藥。

注意，若藥中含有麻黃，高血壓患者慎用，用法用量也應嚴格遵照說明書。

風熱感冒

> ☑ 黃痰
> ☑ 明顯咽痛
> ☑ 口渴
> ☑ 身上發熱
> ☑ 舌苔黃

如果你在咳嗽的同時伴有以上症狀，首先也是感冒了，其次是風熱感冒引起的咳嗽。對於這種咳嗽的治療，是增加止咳化痰的藥物，並且以止咳為主。適用的中成藥含有魚腥草、黃芩、板藍根、石膏、蛇膽等成分，清熱止咳的作用比較強。需要注意的是，脾胃虛弱或虛寒及平時總有腹瀉便溏的患者應注意用法用量和療程。

陰虛型

☑ 乾咳少痰　☑ 潮熱盜汗
☑ 聲音嘶啞　☑ 手足心熱
☑ 口乾咽癢

如果你的咳嗽是以乾咳少痰為主，並且伴有上述症狀時，很可能屬於陰虛咳嗽，這種咳嗽一般也在感冒後出現，但與患者的陰虛體質或其他合併的陰虛證有關。對於

這種咳嗽的治療，一般採取養陰潤肺止咳的治療方案，選用的中成藥包括養陰清肺丸、京都念慈菴複方川貝枇杷膏等。同時，此類患者還可以同時服用生脈散，以增強養陰之功。需要注意的是，痰多咳嗽患者不適合服用上述藥物，因為養陰的同時可能會助濕，反而增加痰液。

肝火犯肺型

☑ 咳嗽與情緒　☑ 面紅耳赤
變化相關　　☑ 口乾口苦
☑ 胸脅疼痛　☑ 脈弦

如果你的咳嗽與情緒變化密切相關，並且伴有一些肝陽上亢的臨床表現的話，那麼這種咳嗽很可能屬於肝火犯

肺型咳嗽。對於這種咳嗽的治療，一般採用平肝止咳的治療方案，適用的中成藥包括海蛤散等。同時，此類咳嗽往往都要聯用清肝平肝的中成藥使用，例如清肝降壓膠囊、舒肝和胃丸等。

口腔潰瘍反復發作，得加內調

　　反復發作的口腔潰瘍，選擇哪些中藥好呢？實際上，這是由證型決定的。什麼樣的證型，選擇什麼樣的中藥。口腔潰瘍的一般證型，主要是實證和熱證，例如是心脾實熱證。這個時候，選用清熱解毒的中藥，效果很好。但是，反復發作的口腔潰瘍呢？口腔潰瘍反復發作，已經不是單次口腔潰瘍的問題，而是體質的問題，是易感易發的體質，造成了口腔潰瘍的反復發作。

　　那麼，反復發作的口腔潰瘍，最常見的證型、患者最常見的體質是什麼呢？根據流行病學的研究結果，反復發作性口腔潰瘍的主要證型，已經不是實證，而主要是虛證，準確地說，主要集中在陰虛火旺型和氣血兩虛型。反復發作的口腔潰瘍，最常見的就是這2個證型，根據不同的證型，可選擇不同的中成藥來治療。

1.　陰虛火旺型

☑ 口瘡周圍　　☑ 心悸心慌
微紅腫　　　　☑ 自汗
☑ 口乾咽燥　　☑ 盜汗
☑ 手足心熱

陰虛火旺型復發性口腔潰瘍主要選用滋陰降火、益氣養陰的中成藥，例如知柏地黃丸等。知柏地黃丸由熟地黃、山茱萸、茯苓、山藥、牡丹皮、澤瀉、知母、黃柏、蜂蜜組成，能夠滋陰清熱。用於陰虛火旺，潮熱盜汗，口乾咽痛，耳鳴遺精，小便短赤。知柏地黃丸是常用的治療復發性口腔潰瘍中成藥，而且知柏地黃丸經常與複方丹參片聯用，來治療復發性口腔潰瘍。

安神健腦類的中成藥，能夠益氣養血，滋陰生津，養心安神。用於氣血

兩虧、陰津不足所致的失眠多夢，神疲健忘、頭暈頭痛、心悸乏力、口乾津少，常見的成分有人參、五味子、麥門冬、枸杞子、丹參等。從安神健腦類中成藥的組方和功效角度，可發現其對氣陰兩虛兼失眠的復發性口腔潰瘍患者，效果不錯。

2. 氣血兩虛型

☑ 口瘡灰白	☑ 精神倦怠
☑ 外周淡紅	☑ 面色無華
☑ 乏力氣短	☑ 失眠納差

氣血兩虛型復發性口腔潰瘍主要選用補氣養血清虛熱的中成藥治療，例如參苓白朮散、歸脾丸、烏雞白鳳丸等。參苓白朮散由人參、茯苓、白朮（麩炒）、山藥、白扁豆（炒）、蓮子、薏苡仁（炒）、砂仁、桔梗、甘草組成。能夠健脾益氣。用於體倦乏力，食少便溏。參苓白朮散加減治療復發性口腔潰瘍，臨床並不少見。

歸脾丸由黨參、白朮（炒）、黃耆（蜜炙）、甘草（蜜炙）、茯苓、遠志（制）、酸棗仁（炒）、龍眼肉、當歸、木香、大棗（去核）組成。能夠益氣健脾，養血安神。用於心脾兩虛、氣短心悸、失眠多夢、頭昏頭暈、肢倦乏力、食慾不振。歸脾丸是治療氣血兩虛證的經典方劑，自然也是治療氣血兩虛型口腔潰瘍的可選方。

烏雞白鳳丸能夠補氣養血、調經止帶。用於氣血兩虛、身體瘦弱、腰膝酸軟、月經不調、白帶量多。對氣血兩虛，月經不調的復發性口腔潰瘍女性患者而言，烏雞白鳳丸是不錯的選擇。

所以，反復發作的口腔潰瘍患者，除了每次應對口瘡疼痛之外，還需要考慮調理一下自己的體質，減少發生口腔潰瘍的次數。以口乾咽

乾、心悸盜汗為主的陰虛火旺型患者，可以服用知柏地黃丸；以乏力倦怠、失眠、食欲不振為主的氣血兩虛型患者，可以服用參苓白朮散、歸脾丸和烏雞白鳳丸。

腹脹不消化，不只消食那麼簡單

　　農曆春節是一年裡最重要的節日，但這個回家團聚的日子，卻讓我們的脾胃發愁──吃完團圓飯後的腹脹難消化，成了一個大難題。哪些中藥能緩解這些症狀呢？面對藥局裡不同的中成藥，應該怎樣選擇最適合自己的呢？

　　腹脹屬於中醫學「痞滿」的範疇，主要表現為胃脘部痞悶、滿脹不舒，但按之柔軟，並無痛感。痞滿的病因很多，簡單來說無外乎內因和外因。其中，內因主要是指本身脾胃的健康程度，是否存在脾氣虛、胃陰虛等情況，而這種虛弱的情況也是由於長期的飲食無常造成的。外因是指食滯或病邪的強弱程度，偏於肥甘厚膩的飲食會造成食滯，除此之外，風寒、暑濕等邪氣也可能是造成「痞滿」的外因。

　　實際上，任何一個「痞滿」都是由內因（脾胃功能）和外因（飲食情況）兩方面造成的，只是病因先後和重要程度不一樣罷了。針對不同的病因側重點，可以採取不同的中藥進行治療。簡要來看，對於以內因為主（脾胃功能虛弱為主）的患者，可以選用補益脾氣的中藥，例如黃耆、黨參、白朮、山藥、茯苓、甘草等。對於以外因為主（飲食積滯為主）的患者，可以選用理氣消積的中藥，例如陳皮、枳實、木香、神曲、山楂、麥芽等。

以內因（脾胃功能虛弱）為主的腹脹不消化（常表現為飯前飯後都脹滿、食欲不振、乏力），可選用人參健脾丸、補中益氣丸、參苓白朮散、健胃消食片等。而以外因（飲食積滯為主）的腹脹不消化（常表現為飯前不脹飯後脹，按之更甚，舌苔厚），可選用越鞠丸、保和丸、枳實導滯丸、二陳丸等。

知道了從內因和外因兩種類型來區別用藥，下次再發生腹脹、不消化的情況時，記得選用最適合自己的那種。當然，如果服藥2天後未見明顯好轉，還須及時就醫診治。

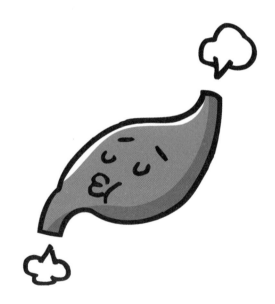

慢性胃炎，用錯藥更傷胃

　　慢性胃炎從現代醫學角度看，慢性淺表性胃炎、慢性萎縮性胃炎都屬於慢性胃炎。同時，慢性胃炎患者還會合併有幽門螺桿菌感染、胃黏膜損傷、膽汁逆流等，一般的治療也都是對症治療。那麼，從中醫學角度看，慢性胃炎可以選用哪些中成藥呢？

　　實際上，中醫治療慢性胃炎主要也是採用辨證論治的方法，一般是辨證虛實、寒熱、氣血、通降等方面。沒有中醫基礎的人，可以根據不同的症狀，選用合適的方藥。

脾胃氣虛型

☑ 胃脘脹痛　☑ 食欲不振
☑ 飯後或勞累　☑ 乏力倦怠
後加重　☑ 大便稀溏

如果存在以上症狀，那麼很可能屬於脾胃氣虛型，治療應該益氣健脾，宜選用香砂六君丸，由木香、砂仁、黨參、白朮（炒）、茯苓、炙甘草、陳皮、半如夏（制）、生薑、大棗組成。能夠益氣健脾，和胃。用於脾虛氣滯，消化不良，噯氣食少，脘腹脹滿，大便溏泄。類似功效的中成藥還有補中益氣丸、參苓白朮散等。

如果在上述症狀的同時，伴有比較明顯的四肢寒冷、怕冷和喜熱食的症狀，則宜選用附子理中丸。附子理中丸由附子（制）、黨參、白朮（炒）、乾薑、甘草組成，能夠溫中健脾，多用於脾胃虛寒、脘腹冷痛、嘔吐泄瀉、手足不溫。

肝胃不合型

☑ 胃脘和胸脅 ☑ 情緒變化時
部疼痛　　　症狀加重
☑ 常打嗝歎氣

如果存在以上症狀，那麼很可能屬於肝胃不和型，治療應該疏肝理氣和胃，宜選用能夠舒肝理氣、和胃止痛，消除肝鬱氣滯、胸痞脹滿、胃脘疼痛的柴胡疏肝散等中成藥。

如果在上述症狀的同時，伴有明顯胃脘灼熱、心煩易怒、大便乾燥等表現，則宜選用加味逍遙散。加味逍遙散由柴胡、當歸、白芍、白朮（麩炒）、茯苓、甘草、牡丹皮、栀子（薑炙）、薄荷組成，能夠舒肝清熱，健脾養血，多用於肝鬱血虛、肝脾不和、兩脅脹痛、頭暈目眩、倦怠食少、月經不調、臍腹脹痛。

胃陰不足型

☑ 胃陰不足型 ☑ 口舌乾燥
☑ 胃脘熱痛　 ☑ 饑不欲食
☑ 反酸嘈雜　 ☑ 口渴便燥

如果存在以上症狀，那麼很可能屬於胃陰不足型，治療應該養陰益胃，宜選能夠滋陰養胃，多用於慢性胃炎、胃脘灼燒、隱隱作痛的百合固金散等。

脾胃濕熱型

☑ 胃脘部脹痛　☑ 噁心
☑ 脹痛拒按　　☑ 肢體困重
☑ 口苦口臭　　☑ 大便黏膩
☑ 食欲不佳

如果存在以上症狀，那麼很可能屬於脾胃濕熱型，治療應該清熱化濕，宜選用三九胃泰膠囊，由三叉苦、黃芩、九里香、兩面針、木香、茯苓、白芍、地黃組成，能夠清熱燥濕，行氣活血，柔肝止痛，消炎止痛，理氣健胃，多用於上腹隱痛、飽脹、反酸、噁心、嘔吐、納減、心口嘈雜。類似功效的中成藥還有藿香正氣散等。

血瘀型

☑ 胃痛日久　　☑ 唇舌紫暗
☑ 痛有定處　　☑ 舌下絡脈
☑ 脹痛拒按　　　　怒張

如果存在以上症狀，那麼很可能屬於血瘀型，治療應該活血化瘀，宜選用血府逐瘀膠囊，由紅花、赤芍、當歸、川芎、桃仁（炒）、牛膝、柴胡、枳殼（麩炒）、地黃、桔梗、甘草組成，能夠活血祛瘀，行氣止痛。用於瘀血內阻證，證見頭痛或胸痛、內熱瞀悶、失眠多夢、心悸怔忡、急躁善怒。

脾氣虛弱型

☑ 腰背酸痛	☑ 食欲不好
☑ 總是倦怠乏力	☑ 大便稀溏

如果存在以上症狀，很可能屬於脾氣虛弱型的骨質疏鬆，治療應當健脾益氣壯骨，適合選用以補氣健脾為主的藥物來治療，例如含有黨參、黃耆、山麥冬、醋龜甲、炒白朮、山藥、等成分的藥物，或含有維生素 D2 和葡萄糖酸鈣的保健品，能夠強筋壯骨、和胃健脾，常用於小兒佝僂病，脾虛型骨質疏鬆的老年人也可選用。類似功效的中成藥還有四君子湯。

肝腎陰虛型

☑ 腰酸背痛伴隨膝軟無力	☑ 五心煩熱
☑ 彎腰駝背	☑ 失眠多夢
☑ 眩暈耳鳴	☑ 復發性口腔潰瘍

如果存在以上症狀，很可能屬於肝腎陰虛型的骨質疏鬆，治療應當補腎陰清虛火，適合選用補肝腎之陰的中成藥來治療，例如健步丸。脾胃虛寒患者在使用時應注意顧護脾胃。類似功效中成藥還包括知柏地黃丸。

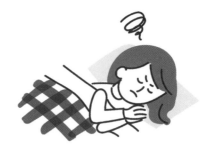

腎陽虛型

☑ 腰膝酸軟　☑ 遇冷痛增
☑ 畏寒怕冷　☑ 小便多、大
☑ 下肢活動　　便稀溏
　　不便　　　☑ 浮腫

如果存在以上症狀，很可能屬於腎陽虛型的骨質疏鬆，治療應當溫補腎陽，補腎、強骨、止痛。用於腎陽虛所致的骨痿，症見骨脆易折、腰背或四肢關節疼痛、畏寒肢冷或抽筋、下肢無力、夜尿頻多；原發性骨質疏鬆症、骨量減少見上述證候者。熱性體質或「上火」患者選用時需注意口乾、便秘等不良反應。類似功效中成藥還有金匱腎氣丸等。

氣滯血瘀型

☑ 腰酸背痛伴　☑ 五心煩熱
　隨膝軟無力　☑ 失眠多夢
☑ 彎腰駝背　　☑ 復發性口腔
☑ 眩暈耳鳴　　　潰瘍

如果存在以上症狀，很可能屬於氣滯血瘀型的骨質疏鬆，治療應當活血行氣，可選用能夠活血化瘀、消腫止痛、強筋壯骨虛火，適合選用的中藥，以預防骨質疏鬆及骨折，建議飯後服用。亦可經醫師處方服用血府逐瘀散，也有類似功效。

氣血兩虛型

☑ 腰膝酸軟　　☑ 遇冷痛增
☑ 畏寒怕冷　　☑ 小便多、大
☑ 下肢活動　　　便稀溏
　　不便　　　☑ 浮腫

如果存在以上症狀，很可能屬於氣血兩虛型的骨質疏鬆，治療應當益氣養血，適合選用以補氣養血為主的中成藥，例如能夠益氣生血、滋補肝腎、填髓壯骨的藥品。此類型者氣血不足、肝腎虧虛、面色萎黃、筋骨萎軟，若是因缺鐵性貧血、小兒佝僂病、婦女妊娠缺鈣、骨質疏鬆，則見上述證候者。建議飯前或空腹時服用，感冒發熱患者不宜服用。類似功效中成藥還有十全大補湯等。

骨質疏鬆？6招教你選對健骨藥！

　　骨質疏鬆是中老年人的常見病，病因和發病機制複雜，與年齡、性別、內分泌改變、營養不良、遺傳、免疫、藥物等因素均有關係。從傳統中醫學理論看，骨質疏鬆多因腎精虧虛、氣血不足、經絡凝滯、筋骨失養所導致的「骨痺」和「骨痿」。臨床上，有很多患者在補鈣之外，喜歡選用中藥來治療骨質疏鬆。然而，面對各種各樣的健骨中成藥，你會怎麼選擇呢？不妨跟著我的思路為自己選對健骨藥。

1. 你是不是經常出現腰背酸痛，並且總是倦怠乏力、食欲不好、不想吃飯、大便稀溏？

如果存在以上症狀，很可能屬於脾氣虛弱型的骨質疏鬆，治療應當健脾益氣壯骨，適合選用以補氣健脾為主的中成藥來治療，例如龍牡壯骨顆粒，由黨參、黃芪、山麥冬、醋龜甲、炒白術、山藥、醋南五味子、龍骨、煅牡蠣、茯苓、大棗、甘草、乳酸鈣、炒雞內金、維生素D2、葡萄糖酸鈣組成，能夠強筋壯骨，和胃健脾，常用于小兒佝僂病，脾虛型骨質疏鬆的老年人也可選用。類似功效的中成藥還有四君子丸。

2. 你是不是同時出現腰酸背痛和膝軟無力，或者有明顯的彎腰駝背，同時伴有眩暈耳鳴、五心煩熱、失眠多夢、復發性口腔潰瘍等虛火現象？

　　如果存在以上症狀，很可能屬於肝腎陰虛型的骨質疏鬆，治療應當補腎陰清虛火，適合選用補肝腎之陰的中成藥來治療，例如健步丸，由黃柏（鹽炒）、知母（鹽炒）、熟地黃、當歸、白芍（酒炒）、牛膝、豹骨（制）、龜甲（制）、陳皮（鹽炒）、乾薑、鎖陽、羊肉組成。脾胃虛寒患者在使用時應注意顧護脾胃。類似功效中成藥還包括知柏地黃丸。

3. 你是不是在腰膝酸軟的現象上，伴有明顯的畏寒怕冷、下肢活動不便，遇冷痛增，或小便多、大便稀溏或存在較為明顯的浮腫？

　　如果存在以上症狀，很可能屬於腎陽虛型的骨質疏鬆，治療應當溫補腎陽，適合選用以補腎陽壯骨為主的中成藥來治療，例如強骨膠囊，由骨碎補總黃酮組成，能夠補腎，強骨，止痛。用於腎陽虛所致的骨痿，症見骨脆易折、腰背或四肢關節疼痛、畏寒肢冷或抽筋、下肢無

力、夜尿頻多；原發性骨質疏鬆症、骨量減少見上述症候者。熱性體質或「上火」患者選用時需注意口臭、便秘等不良反應。類似功效中成藥還有金匱腎氣丸等。

4. 你是不是有比較明顯的骨節疼痛、痛有定處、痛處拒按或伴有骨折、外傷的病史，同時伴有比較明顯的唇舌紫暗、瘀點或瘀斑？

如果存在以上症狀，很可能屬於氣滯血瘀型的骨質疏鬆，治療應當活血行氣，適合選用以活血行氣為主的中成藥，例如骨愈靈膠囊，由三七、血蠍、紅花、當歸、川芎、赤芍、乳香（制）、沒藥（制）、大黃、斷續、骨碎補、五加皮、熟地黃、自然銅（煅）、白芍、硼砂16味藥組成。能夠活血化瘀，消腫止痛，強筋壯骨。用於骨質疏鬆及骨折，建議飯後服用。類似功效中成藥還有血府逐瘀膠囊等。

5. 你是不是有比較明顯的肢體麻木軟弱，腫脹不適，同時伴有神疲乏力、面色蒼白、舌淡苔白的症狀？

如果存在以上症狀，很可能屬於氣血兩虛型的骨質疏鬆，治療應當益氣養血，適合選用以補氣養血為主的中成藥，例如強骨生血口服液，能夠益氣生血，滋補肝腎，填髓壯骨。用於氣血不足，肝腎虧虛，面色萎黃，筋骨萎軟；缺鐵性貧血、小兒佝僂病、婦女妊娠缺鈣、骨質疏鬆見上述症候者。建議飯前或空腹時服用，感冒發熱患者不宜服用。類似功效中成藥還有十全大補丸等。

也許你說，如果我滿足上述說的兩組及以上的症狀怎麼辦呢？比如

說，我既符合脾氣虛型，也符合肝腎陰虛型，還符合氣滯血瘀型，怎麼選藥呢？實際上，也有一些中成藥是兼管兼顧的。例如：

同時符合①+②，既有脾虛又有肝腎陰虛時，可以選用健步強身丸來治療。
同時符合②+④，既有肝腎不足又有血瘀時，可以選用骨松寶膠囊來治療。
同時符合①+②+④時，既有脾虛又有肝腎陰虛、血瘀時，可以選用骨疏康顆粒來治療。

冠心病選藥，攸關生命的抉擇

　　冠心病是世界衛生組織慢性疾病管理的重點，很多國內外的醫療機構對防止冠心病復發、改善冠心病患者的生活品質開展了大量研究，形成了諸多有價值的研究證據。那麼，究竟冠心病患者應堅持服用哪些西藥呢？下面我就為你整理一下。

1. 抗血小板藥物

　　一般而言，所有冠心病患者均應該長期堅持服用抗血小板藥物，包括阿斯匹靈、保栓通®、百無凝®等。服用這些藥物的目的在於防止血管內斑塊不斷發展形成血栓，引發心肌梗塞等嚴重事件。在服用方法上，一般的穩定性冠心病患者應首選阿斯匹靈（80～100mg／天），如果不能耐受，可替換為保栓通®（75mg／天）。如果發生了心肌梗塞，或者接受心臟支架手術的患者，或者接受冠狀動脈繞道手術的患者，就需要更大強度的抗血小板治療，一般會聯合用藥（這時你應該在醫院，具體劑量由醫師和藥師制訂就好）。當然了，患者接受這些手術後還需要繼續服用這些藥物。

同時，這些藥物的常見不良反應就是增加出血風險，胃潰瘍出血患者禁用。在服藥過程中，也應該密切監測出血風險，看看自己有沒有大便發黑、皮膚出血等症狀。

2. 降壓藥物

一般而言，所有冠心病患者均應長期堅持服用上述藥物，例如Metoprolol（舒壓寧®控釋錠、Captopril等。雖然這些藥物看起來是降壓藥，但是冠心病患者服用上述藥物的目的並不僅僅在於降壓，其實際作用還包括調節心率，和改善血管功能；即便是沒有高血壓的，冠心病患者也要持續服用。這是為什麼呢？第一個原因，冠心病患者需要嚴格控制心率（清醒時靜息心率應為55～60次／分鐘），服用Metoprolol等藥物（這一類藥物學名為 β 受體阻滯劑）是為了控制心率。第二個原因，冠心病患者還需要改善血管內皮的功能，防止血管微環境過度增生，服用Captopril等藥物（這一類藥物學名為ACEI）就是這個目的。需要注意的是，降壓藥很多，但是只有這兩類推薦給冠心病患者服用。同時，具體劑量也需要在醫師和藥師的指導下調整。

此外，這些藥物也會帶來一定的不良反應。β-receptor阻斷劑藥物的常見不良反應是頭暈、頭痛、心動過緩等，ACEI藥物的常見不良反應是咳嗽等，大部分不良反應與用量有關，請與醫師或藥師聯繫調整劑量。

3. 降血脂藥物

一般而言，所有冠心病患者（包括血脂檢查正常的患者）均應堅持

服用Statins類降脂藥，例如Atorvastatin (Lipitor 立普妥®)、Simvastatin (Zocor 素果®)、Rosuvastatin (Crestor 冠脂妥®)等。服用這些藥物的目的在於減少斑塊的形成、調節血管功能，最終減少心肌梗塞等血栓事件的發生。在服用劑量方面，不同Statins類藥物的常用量不同，應在醫師的指導下用藥。

Statins類藥物的不良反應主要在肝功能和肌肉方面，初次服用時宜從小量開始，並需要注意是否出現肌痛、肌無力、厭食等症狀，定期監測轉氨酶和肌酸激酶。

綜上所述，冠心病患者的藥物治療很重要，與未來的生活品質和生存率有密切相關。但是，調查顯示，中國冠心病患者服用上述3類藥物的服藥率分別只有15.5%（阿斯匹靈®、保栓通®等）、7.3%（××β-receptor阻斷劑和××ACEI）和2.0%（Atorvastatin等），低於世界平均水準。

所以，如果你的家人或朋友中有冠心病患者，請關心一下他的用藥，或許這就改變了他的未來。

冠心病，怎樣選擇中成藥？

從中醫學角度看，冠心病患者存在較為明顯的血瘀證候，同時也會伴隨有氣虛、陰虛、肝陽上亢、痰濁等情況。不同冠心病患者的中醫證型特點不同，選藥時也要選擇有針對性的治療藥物。為了選擇最適合的藥品，你需要注意以下幾點。

病症 1
**氣虛
血淤證** 胸悶不適或心絞痛是否在勞累後發作或加重？

☑ 胸悶不舒　　☑ 乏力、倦怠
☑ 勞累後發作　☑ 食欲不振
或加重　　　☑ 大便溏泄

· 如果患者的胸悶不舒或心絞痛發作在勞累後加重，同時還會有比較明顯的乏力、倦怠，或者食欲不振、大便溏泄的情況，則屬於氣虛血瘀證的可能性較大。此類患者本身就存在氣虛的情況，勞累耗氣後會變得更虛，出現局部氣血虛的情況而導致心絞痛。對於此類患者，在選藥時應盡可能選擇益氣活血的中成藥。

可選用藥物

此類中成藥仿單，多具有以下效能。

☑ 益氣
☑ 活血
☑ 治療氣虛血瘀證

成份中，則多含有以下具有補氣作用的中藥。

☑ 人參
☑ 黃耆
☑ 黨參

病症 2
**氣滯
血淤證**

胸悶不適或心絞痛發作，是否與情緒因素有關？

> ☑ 胸悶不舒　☑ 心絞痛表現
> ☑ 心絞痛在情　　為刺痛
> 　緒激動後發作　☑ 常嘆氣、長
> 　或加重　　　　出氣

有些患者容易在生氣、情緒激動後出現胸悶不舒或心絞痛的情況，同時這部分患者的心絞痛多表現為刺痛，平時可能還有喜歡歎氣、長出氣等表現，此類患者屬於氣滯血瘀證的可能性較大。對於此類患者，氣滯不通是胸悶不適，甚至心絞痛的主要因素，因此適合採用行氣活血的中成藥進行治療。

可選用藥物

此類中成藥仿單，多具有以下效能。

☑ 行氣
☑ 活血
☑ 治療氣滯血瘀證

成份中，則多含有以下具有補氣作用的中藥。

☑ 冰片
☑ 川芎
☑ 柴胡
☑ 降香

病症 3
**氣陰
兩虛證**　是否經常出現心慌和心悸？

☑ 易心慌心悸　　☑ 頭暈
☑ 乏力　　　　　☑ 經診斷為心
☑ 心煩　　　　　　室早發性收縮
☑ 手足心熱

如果患者平時容易出現明顯的心慌和心悸，並且伴有乏力、心煩、手足心熱、頭暈或診斷為心室早發性收縮，則此類患者屬於氣陰兩虛證的可能性較大。對於此類患者，在治療時應該從益氣養陰活血的角度入手，選擇益氣養陰活血的中成藥，一方面益氣，一方面養陰，另一方面活血，但不宜長期使用辛溫行氣耗散之品，否則會加重氣陰兩虛的情況。

可選用藥物

此類中成藥仿單，多具有以下效能。

☑ 益氣
☑ 養陰
☑ 治療氣陰兩虛證

成份中，則多含有以下具有補氣作用的中藥。

☑ 麥門冬
☑ 五味子
☑ 丹參
☑ 玄參
☑ 黃精

其他中成藥

除此之外，還有一類常用的活血化瘀中成藥，從它們的說明書和藥味組成來看，這些中成藥的功效較為單純，主要作用為活血化瘀，一般不具有益氣、行氣、養陰的功效，包括銀杏葉萃取物製劑、三七萃取物製劑、水蛭製劑等。如果患者存在上述我們描述的那三種情形（勞累後加重、情緒因素、心悸早搏），那麼單純選擇這一類中成藥治療是不妥的，因為沒有顧及病證的全部特徵。

選用中成藥治療冠心病時，應注意上述幾個因素。如果你存在前述的3組症狀，建議你選擇相應的中成藥治療，這種「辨證施治」的方法能夠獲得最佳的療效而將安全性風險減至最低。同時需要注意的是，心絞痛急性發作時，應根據需要搭配使用硝酸甘油等西藥，並及時就醫。

降壓藥近400種，怎麼選？

降壓藥是日常生活中最常見到的藥品之一，這個「最常見到」，一方面是因為高血壓患者人數眾多，一方面是因為降壓藥通常需要終身服用，還有一個原因就是，降壓藥本身種類繁多。那麼，降壓藥究竟有多少種？看著如繁星一樣的降壓藥又該怎麼合理選用呢？

首先說明一下，本文中討論的降壓藥品種，是以有效成分的學名來的。也就是說，只要是Nifedipine，無論是一般劑型，還是緩釋劑型，無論是甲廠家還是乙廠家生產的，都只算成是一個。意即，我們討論的藥品不考慮不同劑型和不同生產廠家的因素。

言歸正傳，下面我們看一看，以有效成分通用名計算的降壓藥種類有多少。首先，根據《中國藥典‧臨床用藥須知》的記載，統計其中的抗高血壓藥物，有7大類共72種，包括血管收縮素轉化酶抑制劑，如Captopril (ACEI)、Benazepril，血管加壓素受體拮抗劑。如Losartan (Cozaar®)、Valsartan (Diovan®)。鈣離子阻斷劑，如Nifedipine、Amlodipine。β受體拮抗劑，如Metoprolol、Prodranolol。α受體拮抗劑，如Phentolamine、Terazosin。利尿劑，如Hydrochlorothizide、Aldactone(安達通®)。以及其他類，如利血平、Indapamide。

而《中國醫師臨床用藥指南》中的降壓藥品種類更多，除了以上常見的幾類，再加上NTG、Hydralazine等血管擴張藥，一共有79種。所以，目前收錄在冊的能夠治療高血壓的藥物，一共有近80種。如果擴展到商品名，把不同劑型和不同廠家的藥品都分開來算的話，通過在MIMS網站上查詢到的結果，是394種，近400種，這是目前中國降壓藥的基本情況。

這麼多降壓藥，各自有什麼降壓特點，適用於哪些族群呢？

利尿劑

該類降壓藥如Hydyochlorothizide、Aldactone等，適用於多無禁忌症的初期高血壓患者和維持治療，尤其適合老年高血壓、難治性高血壓、心臟衰竭合併高血壓等。利尿劑較少單獨使用，常作為合併用藥的基本藥物使用。其中Thizide類利尿藥容易出現低鈉血症，建議服用此藥的患者定期檢查血鈉、血鉀等電解質水準。且痛風患者禁用Thizide類利尿劑，糖尿病患者應避免長期使用利尿劑。高血鉀與腎衰竭患者禁用保鉀利尿劑Aldactone。

鈣通道阻滯劑

該類降壓藥如Nifedipine、Amlodipine、Diltiazem等，降壓療效強，適用於輕、中、重度高血壓。其中，老年及合併動脈粥樣硬化的高血壓患者宜優先選用名字後面是「dipine」的降壓藥。為了達到平穩的降壓效果，應儘量使用長效製劑，並從小劑量開始。比如Nifedipine，有些患者服用後會出現低血壓症狀，因此，建議開始只服半顆。

血管加壓素受體拮抗劑

該類降壓藥如Losartan、Valsartan等，適用於輕、中、重度高血壓患者，該類降壓藥與利尿劑或鈣通道阻滯劑的併用有互補性的降壓作用，是各國高血壓指南推薦的和併用藥。但是，妊娠高血壓、高血鉀患者、雙側腎動脈狹窄患者禁用。

血管收縮素轉化酶抑制劑

該類降壓藥Captopril 、Benazepril等，主要適用於合併左室肥厚及既往心肌梗塞、合併左室功能不全、合併代謝綜合症或糖尿病腎病、合併動脈粥樣硬化或冠心病高危的高血壓患者。建議儘量選擇長效製劑以平穩降壓。注意，妊娠高血壓、高血鉀患者、雙側腎動脈狹窄患者禁用。

β受體拮抗劑

這類藥物如Metoprolol、Prodranolol等，適用於伴有快速性心律失常（早搏）、冠心病、慢性心臟衰竭、主動脈夾層、交感神經活性增高的高血壓患者。禁用於支氣管哮喘和心動過緩患者。此外，老年人、肥胖者、糖代謝異常者、中風和患有慢性阻塞性肺疾病的患者也不宜選用。

α受體拮抗劑

這類藥物如Phentolamine、Terazosin等，一般不作為高血壓優先藥物，若上述降壓藥及合併用藥的治療方案已充分應用後，仍未能控制血壓的患者，則可考慮合併應用α受體阻滯劑。

其他類

利血平、Clonidine、Methyldopa等，這些降壓藥也較少作為一線藥物使用，往往用於難治性高血壓或特殊患者高血壓。

不同類別降壓藥之間的區別，在臨床選用時，主要還是要看患者的自身情況，是否為老年人，是否飲食比較鹹，是否有糖尿病，是否有哮喘等情況，要有針對性地選用。

高血壓怎樣選擇中成藥？

很多高血壓患者喜歡選用一些中成藥，來使得血壓達標或緩解眩暈、頭痛等症狀。那麼，怎樣選擇中成藥比較合理呢？

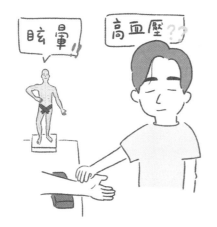

很多高血壓患者都喜歡選擇中成藥讓血壓達標，但其實從中醫理論上來說，是沒有「高血壓」這個病的。

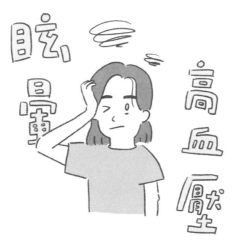

高血壓是西醫病名，大多屬於中醫「眩暈」、「頭痛」的範圍。中醫學通常是根據不同症狀的特點，確定基本證型，再選擇相應的中成藥治療。所以在選用中藥之錢要清楚，中藥治療高血壓，並不是以降低血壓值為主要目標，而是使該種證型改善後，讓血壓跟著自然下降。

實際上，從傳統中醫學理論看，高血壓類似於傳統的「眩暈」、「頭痛」的範疇。中醫學治療高血壓需要根據不同的症狀特徵和表現，確定基本的證型，選擇相應的中成藥治療。

高血壓與眩暈的分別，也是個很有意思的現象。對中醫的「眩暈」來說，高血壓是表象；而對西醫的「高血壓」來說，眩暈是表象。所以中西醫是兩種不同的醫學，應當是無可否認的。

然而，究竟應該如何根據症狀確定證型來選擇藥物呢？一般來說，可以根據以下幾組主要症狀來選擇相應的治療藥物。

如果高血壓患者一直脾氣不佳、急躁易怒，並伴有頭痛面紅、口苦脇痛或小便黃、大便乾的症狀，則屬於肝陽上亢或肝火旺盛的可能性比較大。

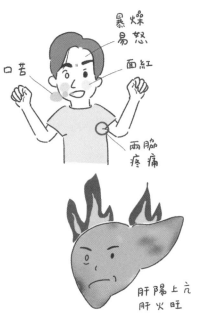

肝陽上亢／肝火旺盛

☑ 脾氣不佳　　☑ 口苦脇痛
☑ 暴躁易怒　　☑ 小便黃、大
☑ 頭痛面紅　　　便乾

可能族群：工作壓力大、生活不規律的高血壓患者。

一般來說，工作壓力大、生活不規律的高血壓患者容易表現為上述證型。對於此類患者，建議選擇清熱平肝的中成藥，如牛黃清心丸、龍膽瀉肝湯等。在生活飲食上，也要避免過食辛辣，保持平穩心情。

肝腎虧虛

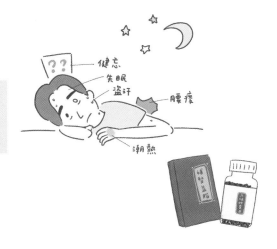

☑ 腰痠腿沉　☑ 失眠健忘
☑ 乏力腿軟　☑ 手足心熱
☑ 睡眠不佳　☑ 盜汗潮熱

可能族群：老年高血壓患者。

　　若表現為腰痠腿沉、乏力腿軟，或睡眠不佳、失眠健忘，伴有手足心熱、盜汗潮熱等更年期綜合症症狀，則屬於肝腎虧虛的可能性比較大。此類症狀常見於老年患者。

　　這類患者適合服用補益肝腎的中成藥，例如六味地黃丸。另外，肝腎虧虛的患者如果長期服用清肝瀉火類的中成藥，會因為藥不對症而引發不良反應，在選藥時不可不慎。許多老年患者長年服用牛黃清心丸，會出現腹瀉、乏力、腿軟的情況，就是藥不對症所致。

氣血兩虛型

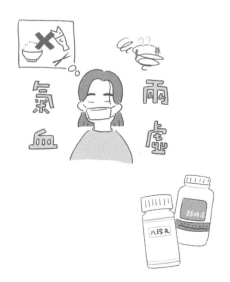

☑ 氣短乏力　　下、容易感冒
☑ 心煩眩暈　　☑ 面色白、聲
☑ 食欲不佳　　音低微
☑ 容易出汗　　☑ 排便難而便
☑ 抵抗力低　　質尚可

　　如果患者以氣短乏力、心煩眩暈為主，或平素一直伴有食欲不佳、容易出汗，或長期抵抗力低下、容易感冒，則屬於氣血兩虛的可能性比較大。隨著病情的發展，此類患者還可能出現面色白、聲音低微，排便難而便質尚可的情況。

　　建議選擇益氣養血的中成藥，如八珍丸、歸脾丸等。此類患者也不可過服清肝瀉火類中成藥，以免脾胃功能再受刺激。（註：氣血兩虛的高血壓，一般讀者並不容易判斷，如使用八珍丸有可能讓高血壓症狀更嚴重，需請醫師診斷後再使用比較安全。）

血瘀型

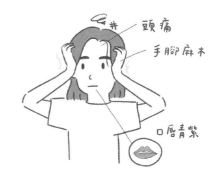

☑ 手腳麻木　☑ 冠心病、動
☑ 頭痛　　　脈粥狀硬化等
☑ 口唇青紫　心血管疾病

　　如果高血壓患者以手腳麻木和頭痛為主，合併冠心病、動脈粥狀硬化等心血管疾病，並能看到明顯的口唇青紫，則屬於血瘀證的可能性比較大。一般來說，老年高血壓患者均合併不同程度的血瘀情況。

　　對於此類患者，建議選用或加用活血化瘀為主的中成藥。但有一點需要注意，單純表現為血瘀的高血壓患者比較少見，一般都會合併有其他證型，所以不建議單純使用活血化瘀的中藥來降壓，而應兼顧患者的肝腎陰虛、肝火上炎、肝陽上亢的症狀。

　　綜上，高血壓患者在選用中成藥時，一定要根據自己的症狀表現來選擇最適合自己的中成藥。錯用、濫用都會增加不良反應的風險。

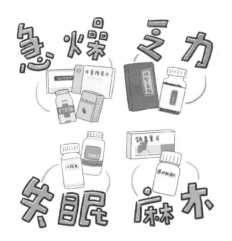

如果同時急躁易怒，卻又出現渾身乏力、腰膝痠軟、失眠健忘，還有手腳麻木，這豈不是肝火上炎、氣血兩虛、肝腎虧虛、血瘀四個病因都上身？這樣應該吃四種藥嗎？

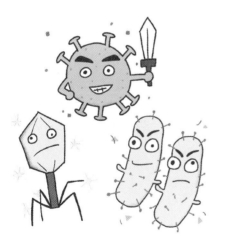

其實，中醫講究的是用藥如用兵，用兵講究的是時機。如果症狀比較多，病情又比較複雜，單兵作戰就會失去優勢。應以微觀角度來調配組合各兵種綜合作戰，而不能直接讓它們混合上場。

很多高血壓患者的病程較久，情況較複雜，以此情況而言，中成藥就不那麼合適了。應到中醫門診經醫師調劑開藥，等病情穩定、單純化，再使用中成藥。如果錯用、濫用藥物，不但會耽誤病情，造成不良反應的機率也會大大增加。還有，不論是否服用中藥，都不要擅自停用西醫的降壓藥。

一個原則，中成藥適合單純的病情，必須對症才有用！

小金藥師說

病友推薦的降壓藥，能吃嗎？

首先，來看一個真實的故事。

王奶奶高血壓很多年了，最近感覺血壓一直不太穩定。在和隔壁張奶奶聊天時，聽她說自己正在吃一種叫做什麼「~Thiazide」的降壓藥，效果很好。於是，王奶奶請張奶奶分了她一些，按照藥盒上的用法開始吃。增加了這種藥之後，雖然身體沒什麼特殊的感覺，但王奶奶的血壓值大致有所下降。然而，正當她對病友的推薦大加讚許時，卻突然犯起關節痛的毛病。

王奶奶想，自己原先得過關節炎，是不是又犯了？於是開始貼膏藥、做足浴，當下雖有所緩解，過幾天卻又開始疼痛不已。大概過了一個多月，王奶奶才終於忍不住，到醫院檢查和諮詢。結果讓她大吃一驚，原來自己關節痛的原因不是別的，正是吃了病友推薦的藥物所導致的！

熟悉高血壓用藥的朋友們都知道,「Thiazide」是很常見的一種降壓藥,有單方,例如 Hydrochlorothiazide,也有與其他降壓成分一起組成的複方製劑,例如 Co-Diovan®、Hyzaar®、Coaprovel® 等。

其實,Thiazide 類利尿劑是很好的降壓藥,不僅可作為難治性高血壓的基礎用藥,對於老年性高血壓、心臟衰竭合併高血壓和鹽敏感性高血壓(平時吃鹽太多)來說,也都是首選的推薦用藥。但是,任何藥物的使用,除了適應症之外,也都存在著禁忌症。也就是說,除了「能治療什麼」之外,還有特定族群,以及在特定情況下不能服用的限制。而 Thiazide 類利尿劑的禁忌症之一就是痛風。

　　王奶奶的血尿酸偏高,之前還發生過痛風,也就是說,王奶奶是Thiazide類利尿劑的禁忌症族群。所以,當王奶奶聽了病友的推薦,自行增加了一種利尿劑作為降壓藥,就是違反了用藥的禁忌症。但是這種專業資訊,一般老百姓是不會關注到的。大家關注的,往往是這個藥能治什麼,對什麼樣的人好,而不關注不良反應是什麼,哪些人不能吃。

　　所以,病友推薦的藥能試試嗎?不是不能試,而是應該首先瞭解藥品的適應證、禁忌症和使用注意事項,然後再說試不試的問題。所以,不要自行換藥,任何藥物治療方案的調整,都要讓醫師或藥師知情。

六味地黃丸能治療高血壓嗎？

六味地黃丸是當今最知名的中成藥之一了，知名的原因，除了這是一個應用歷史很長的古方之外，還與中國人重視補腎的意識有關。自從六味地黃丸被廣為應用以來，它所治療的疾病範圍也越來越大。那麼，對於國人最常見的慢病高血壓，六味地黃丸有治療效果嗎？

在討論這個問題之前，我們需要先看一看，現在的中藥或中成藥是怎麼治療高血壓的？

其實這個問題比較複雜。原因就在於，傳統中醫理論中原本不能測量「血壓」，既沒有「高血壓」這個病證，也沒有記載能夠「降血壓」的中藥。傳統中醫學對於高血壓病的認識，大概是按照「眩暈」、「頭痛」這樣的病證治療的。這就導致，傳統中藥在描述功效時，只有「止眩暈」、「主頭痛」，而沒有「降血壓」。因此，傳統中藥對於高血壓病的治療與干預，並不以降低血壓值為目標，而可能是以改善眩暈和頭痛為目標。六味地黃丸這個傳統中成藥就是這樣的。

除治療目標值外，六味地黃丸治療高血壓還有一個特殊之處，那就是，並不是所有的高血壓患者都適合吃六味地黃丸。按照辨證論治的要求，只有合併有肝腎陰虛型（表現為頭暈頭痛、腰膝酸軟、輕度水腫、盜汗潮熱、體質偏弱等）的高血壓患者才適合用六味地黃丸，其他肝火上炎型、瘀血內阻型、痰濕內阻型、腎精不足型、氣血兩虛型等均不適用。所以，在服用六味地黃丸改善高血壓之前，需確定自己的證型。

從目前文獻報導來看，六味地黃丸治療高血壓的文獻報導很多，有數百篇。其中很多學者都認為，腎虛是高血壓的一個關鍵病徵，六味地黃丸可以通過補腎來改善這個狀態，實現治療高血壓病的目的。更為重要的是，很多研究認為六味地黃丸在降壓的同時能夠改善代謝綜合症、胰島素抵抗等危險因素，並且具有保護心、腦、腎等重要器官的作用。中國中醫科學院廣安門醫院王階教授認為六味地黃丸所治療的高血壓患者特徵為：頭暈頭痛，體質偏弱，腰及下肢酸軟無力，或下肢輕度水腫，小便不利，大便或溏或秘，舌紅少苔，脈細數等。如果單從血壓值角度看，也有學者採用現代meta分析方法，發現在西藥降壓藥基礎上聯用六味地黃丸治療，可讓收縮壓和舒張壓平均降低7～8 mm／Hg。

綜上，六味地黃丸可以用於治療高血壓，但其主要適用於肝腎陰虛型患者，其主要治療目標是改善腎虛狀態、減少危險因素、保護靶器官，次要治療目標是降低血壓值。在對症治療時，即使血壓值沒有降低太多，但改善體質、保護靶器官的作用仍然是有的，這樣對預防心腦血管事件十分有益。

降血脂，Statins類藥物不能大包大攬

近年來，由於生活水準和飲食習慣的變化，越來越多的人在體檢時會發現自己血脂異常，而如果這種異常不能通過科學飲食和適當運動來恢復的話，可能就需要藥物治療了。說起藥物治療，最經典的降脂藥當屬立普妥®、冠脂妥®等Statins他汀類藥物，但同時也有不少人選用Fenofibrate、Bezafibrate等Fibrates貝特類藥物，這是怎麼回事呢？

實際上，這是我們沒有準確理解「高脂血症」這個詞的含義，雖然它一般是指整個脂質代謝的異常，但細分起來，由於脂質還能細分為膽固醇、磷脂、甘油三酯和脂肪酸等，所以，「高脂血症」也細分為3類，分別是高膽固醇血症、高甘油三酯血症和混合型高脂血症（前二者的聯合）。所以，不僅要知道高脂血症，還要知道究竟是膽固醇高？還是甘油三酯高？還是二者都有。當然，檢測單上還有低密度脂蛋白、高密度脂蛋白等指標，都是用來判斷高脂血症類型的。

　　這麼細分有什麼意義嗎？當然有啦！最直接的意義就是不同類型的高血脂需要不同類型的藥物來治療。但是，Statins類藥物與Fibrates類藥物間的區別並不是Statins類藥物只能降其中一種，而貝特類只能降其中另一種；相反，它們都能降膽固醇和甘油三酯，只是側重點不一樣罷了。其中，Statins類藥物傾向於降低膽固醇（即低密度脂蛋白膽固醇），而Fibrates類藥物傾向於降低甘油三酯。

　　所以，Statins類藥物是很常用，但它降低甘油三酯的效果不明顯，高甘油三脂血症患者服用他汀類藥物無法達到最佳療效，這時候需要使用Fibrates類藥物，例如Fenofibrate、Bezafibrate和Gemfibrozil。高膽固醇血症合併高甘油三酯血症的患者，在使用Statins類藥物的同時，也建議聯用Fibrates類藥物，最常用的為Fenofibrate。所以，如果你正在服用他汀類藥物，或者被診斷為高脂血症，請多留意一下化驗單上的TG（甘油三酯）這個指標，如果升高，則說明甘油三酯比較高，單純使用Statins可能不合適。

　　不過，Statins類藥物和Fibrates類藥物倒是有一個共同點，就是不良

反應監測點相同。Statins類藥物和Fibrates類藥物應用後，均需要定期監測肝功能（轉氨酶AST和ALT）和肌功能（肌酸激酶CK），一般是在治療初期需要每隔4～8週檢查這些項目，若輕度升高（＜3倍正常值）又不伴有明顯症狀時，可繼續服用並觀察；若升高幅度較大（＞3倍正常值），應暫停用藥並考慮調整治療方案。

讀了以上文字，知道為什麼有人吃Statins類藥物，有人吃Fibrates類藥物了吧，雖然他們都是治療高脂血症，但具體治療的特點不一樣，簡單來看，他Statins藥物主要用於膽固醇（TC）和低密度脂蛋白膽固醇（LDL-C）的升高，而Fibrates類藥物主要用於甘油三酯（TG）的升高。

正在服用立普妥，能換成冠脂妥®嗎？

Statins類藥物包括立普妥®、冠脂妥®、素果®、Pravastatin（美百樂鎮®）、Lovastatin（理脂®）等。從適應證上來看，這些Statins類降脂藥大同小異，主要就是治療高脂血症，或者是通過降低低密度脂蛋白來預防或延緩動脈粥樣硬化和冠心病的發生發展。

在臨床選用時，經常會有患者因為這樣或那樣的原因，希望能夠調換藥品。也就是說，原來吃的是美百樂鎮®，現在想換成立普妥®，這樣可以嗎？

首先，從原則上看，調換藥品並沒有什麼不對，因為每個人對不同Statins類藥物的敏感性和耐受性不同，所以儘管都是降脂藥，但是也許你吃立普妥®效果好，但他吃冠脂妥®效果好。或者說，你吃立普妥®會

出現肝轉氨酶升高等不良反應，而其他人可能就不會。從學術上看，這種差異性與不同Statins類藥物的吸收可能受食物影響或與不同代謝酶代謝有關。所以，以有效性和安全性為標準，你不一定一開始就吃到最合適的Statins類藥物，所以在Statins類藥物裡相互調換是合理的。

但是，調換的方法需要嚴格注意，因為不同Statins類藥物的降脂「能力」不同，如果你想要調換藥物，至少是需要維持原有的降脂作用強度。所以，在不同的Statins類藥物之間進行調換，一定需要弄清楚不同他汀類藥物之間降脂「能力」的不同，並進行合理的劑量調換。實際上，很多學者已經把這項工作做好了。根據美國食品藥品管理局網站的揭露，不同他汀類藥物之間的等效劑量如下表所示：

不同種類、不同劑量的 Statins 類藥物對 LDL-C 之降幅

Atorva statin	Fluva statin	Pitava statin	Lova statin	Prova statin	Rosuva statin	Simva statin	LDL-C 降幅
—	40mg	1mg	20mg	20mg	—	10mg	30%
10mg	80mg	2mg	40mg／80mg	40mg	—	20mg	38%
20mg	—	4mg	80mg	80mg	5mg	40mg	41%
40mg	—	—	—	—	10mg	80mg	47%
80mg*	—	—	—	—	20mg		55%

注：摘自美國食品藥品管理局網站，基於單個statins類藥物、非老年人療效資料，statins類藥物非直接療效比較資料。

*高強度：statins類藥物每日劑量降低LDL-C≥50%，中等強度：statins類藥物每日劑量降低LDL-C 30%～50%，低強度：statins類藥物每日劑量降低LDL-C＜30%。

由上表可知，不同Statins類的降脂能力是不一樣的，40mg的Simvastatin的降脂能力，大概相當於5mg 的Rosuvastatin，或者20mg 的Atorvastatin，或者80mg的Pravastatins。所以，希望調換藥物的患者，

請參照這個表尋找自己的降脂藥的劑量，然後相應地換算到新的Statins類藥物的劑量。例如，如果你正在服用40mg的Simvastatin，想換成Atorvastatin的話，等效劑量大約為20mg的Atorvastatin。

需要注意的是，即使降脂能力相同，但由於藥物進入人體後的起效過程是複雜的，所以可能會有一定的波動，出現低效或高效的反應，同時，也有發生原有藥物不曾出現的不良反應的可能性，所以，剛開始換藥的時候，你需要密切關注療效和不良反應，並根據情況及時處理。

頭暈看症狀，才能精準用藥

頭暈是比較常見的不適症狀，可能會發生在各個年齡段的人身上，比較煩人。西藥的治療以降壓藥和Betahistine（敏使朗®）等對症治療的藥物為主，除此之外，很多中成藥也能治療眩暈，比如說同仁牛黃清心丸、杞菊地黃丸、牛黃降壓丸和眩暈寧片等。那麼，這些治療眩暈的中成藥該怎麼選用呢？

根據中醫藥辨證論治理論，頭暈的病因和證型也很多，不同證型之間的治療用藥都不一樣，根據患者的主要症狀和合併疾病，可以針對性地來選藥。

心肝火旺型

☑ 心煩失眠　☑ 口苦咽乾
☑ 脾氣急躁　☑ 舌紅苔薄
☑ 面紅目赤

高血壓患者，在頭暈的同時伴有心煩、失眠、脾氣急躁、面紅目赤的表現，或者伴有口苦、咽乾的症狀，同時舌紅苔薄？如果符合這種情況，則很有可能屬於心肝火旺型的頭暈，適合選用清心化痰，平肝安神的中藥來治療。需要注意的是腹瀉患者和孕婦忌服。

肝腎陰虛型

☑ 腰膝酸軟　☑ 心煩
☑ 目眩耳鳴　☑ 咽乾
☑ 潮熱盜汗　☑ 失眠

處於更年期的患者，可能在頭暈的同時，有腰膝酸軟、目眩耳鳴、潮熱盜汗的表現，並伴有心煩、咽乾、失眠的症狀。如果符合這種情況，則很有可能屬於肝腎陰虛型的頭暈，適合選用滋補肝腎兼清熱的中藥來治療，例如杞菊地黃丸，由枸杞子、甘菊花、熟地黃、山茱萸、牡丹皮、山藥、茯苓、澤瀉和蜂蜜組成，是改善肝腎陰虛引起的眩暈耳鳴的常用藥。需要注意的是，感冒期間不宜服用。類似功效的中成藥還有六味地黃丸、知柏地黃丸等。

氣血兩虛型

☑ 月經偏多 ☑ 食欲不振
☑ 貧血 ☑ 精神不振
☑ 乏力倦怠 ☑ 面色蒼白

平時工作勞累，或有貧血，或為新產婦，或月經偏多，在頭暈的同時伴有明顯的乏力倦怠、食欲不振、精神不振、面色蒼白的表現？如果符合這種情況，則很有可能屬於氣血兩虛型的頭暈，適合選用補氣養血的中藥來治療，如果符合這種情況，則很有可能屬於氣血兩虛型的頭暈，適合選用補氣養血的中藥來治療，例如八珍丸、歸脾丸、人參歸脾丸等。

氣血兩虛兼痰火型

☑ 口眼歪斜 ☑ 乏力
☑ 半身不遂 ☑ 食欲不振
☑ 行動不便 ☑ 舌淡、根苔
☑ 言語不清 偏膩

既往有腦血管病史（例如腦梗塞、椎基底動脈供血不足等），在頭暈的同時伴有口眼歪斜，或半身不遂，或行動不便，或言語不清的表現，或者伴有乏力、食欲不振的情況，同時舌淡根苔偏膩？

如果符合這種情況，則很有可能屬於氣血兩虛兼痰火的頭暈，適合選用益氣養血，祛痰養心的中成藥治療，例如牛黃清心丸。

氣血兩虛兼痰火型

☑ 頭重昏蒙　☑ 痰涎
☑ 視物旋轉　☑ 舌苔白膩
☑ 胸悶　　　☑ 脈濡滑
☑ 噁心嘔吐

既往脾胃功能偏差或過食肥甘厚膩，有肥胖症，頭暈的主要表現為頭重昏蒙，或視物旋轉，在頭暈的同時伴有胸悶噁心，嘔吐痰涎等症狀，同時舌苔白膩，脈濡滑？
如果符合這種情況，則很有可能屬於脾虛痰濕所致的眩暈，適合選用健脾祛濕為主的中藥來治療。

腎虛就吃六味地黃丸？

腎虛是你必定耳熟能詳的一個名詞，很多人會問：「醫師，我有些腎虛，應該吃些什麼？」或者：「醫師，我腎虛，到底是選六味地黃丸還是金匱腎氣丸？」為了使大家明白，我們就來說一說，腎虛究竟是什麼意思，腎虛的人該怎麼選藥？

六味地黃丸家族，怎麼選？

說到腎虛，一定少不了要聊聊六味地黃丸，它可是專為補腎而創造的藥方。它含有六味藥：熟地黃、山茱萸、山藥、澤瀉、牡丹皮及茯苓，首載於宋代錢乙的《小兒藥證直訣》中。你可能會問，這個藥以前居然是給小兒吃的？難道補腎也要從小做起？其實腎乃先天之本，小兒

的生長發育，有一個重要因素就是腎氣。腎氣充足，發育就正常；腎氣不足，發育就遲緩。如果小兒頭髮稀少枯黃，囟門久不不閉合，筋骨痿軟，就用六味地黃丸。

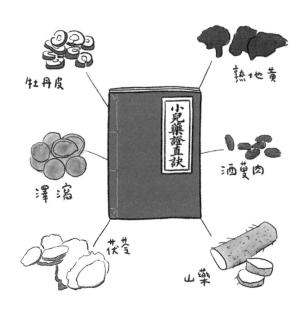

那為什麼現在這道藥方，反而多是高齡者服用得多呢？雖然六味地黃丸首載於《小兒藥證直訣》，但這六味藥的初次相遇，其實是漢代《金匱藥略》中的腎氣丸，又名崔氏八味丸。這八味丸裡頭多了「附子」和「桂枝」兩種藥材。

錢乙認為古代的腎氣丸，是治療成人腎氣不足的，而不適用於小孩。因為小孩陽氣充足，不需要附子和桂枝兩味助火的藥，於是化裁為六味地黃丸。由此可推知，成人若想補足腎氣，六味地黃丸就不是個好選擇了。六味地黃丸去掉了附子和桂枝兩種補陽藥，功效就從補腎氣轉為補腎陰，主要用於改善腎陰虛。

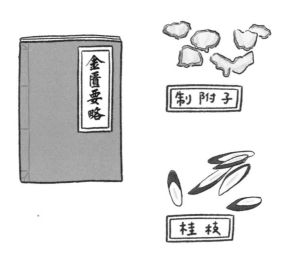

　　然而，現代的金匱腎氣丸和《金匱要略》的腎氣丸，可不是同一種藥！它比《金匱要略》腎氣丸，要多了車前子和牛膝兩味藥，君藥也由附子變成了瀉澤，功效從補腎助陽變成利水消腫。而且，經過歷代中醫的發展，六味地黃丸甚至逐漸演化成了一個家族，就用下表看個明白。

六味地黃丸家族

名稱	功能	組成	主要表現	基本藥性
六味地黃丸	滋補腎陰	六味 熟地黃、山茱萸、山藥、澤瀉、牡丹皮、茯苓	腎陰虧虛之頭暈耳鳴、腰膝酸軟、骨蒸潮熱、盜汗遺精	養陰
知柏地黃丸	滋陰降火	六味 + 知母、黃柏	陰虛火旺之潮熱盜汗、口乾咽痛、耳鳴遺精、小便短赤	養陰
杞菊地黃丸	滋腎養肝	六味 + 枸杞子、菊花	肝腎陰虛之眩暈耳鳴、羞明畏光、迎風流淚、視物昏花	養陰
都氣丸	滋腎納氣	六味 + 五味子	虛不納氣之喘促、或久咳而咽乾氣短、遺精盜汗、小便頻數	養陰
麥味地黃丸	滋補肺腎	六味 + 五味子、麥冬	肺腎陰虛之潮熱盜汗、咽乾、眩暈耳鳴、腰膝酸軟	養陰
明目地黃丸	滋腎養肝明目	六味 + 枸杞子、菊花、當歸、白芍、蒺藜、石決明	肝腎陰虧之目澀畏光、視物模糊、迎風流淚	養陰
桂附地黃丸	溫補腎陽	六味 + 附子、肉桂	腎陽不足之腰膝酸冷、小便不利或反多、痰飲喘咳	補陽
金匱腎氣丸	溫補腎陽化氣行水	六味 + 附子、肉桂、牛膝、車前子	腎陽虧虛之腎虛水腫、腰膝酸軟、小便不利、畏寒肢冷	補陽
濟生腎氣丸	溫陽化氣利水消腫	六味 + 附子、肉桂、牛膝、車前子	腎陽虧虛之腎虛水腫、腰膝酸軟、小便不利、痰飲喘咳	補陽

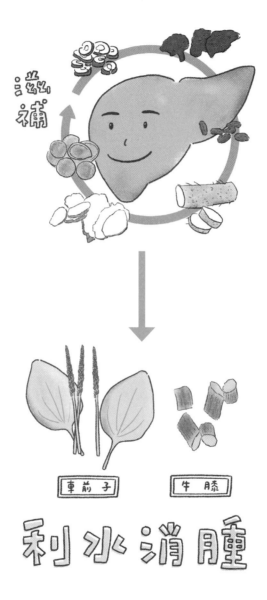

滋補

車前子　　牛膝

利水消腫

腎虛的種類

　　除了腎虛之外，大家還經常提到腎陽虛和腎陰虛。下面我就把大家常說和不常說的與「腎虛」有關的概念列出來和講清楚。一般來看，主要有5個概念，分別是：腎虛、腎氣虛、腎陰虛、腎陽虛、腎陰陽兩虛。

　　什麼是腎虛呢？從語義學角度看，腎虛是這5個詞語裡面的最上層概念。也就是說，從語義學角度看，腎虛是一個上位詞，它下面包含所有的各種各樣的腎虛的類型，比如腎陽虛、腎陰虛、腎陰陽兩虛等。換句話說，「腎虛」這個詞表達的含義並不明確，進一步的明確表述，應該是其他4個詞。

　　但是，在臨床表述和文獻資料中，腎虛往往是腎氣虛的簡稱。那麼，腎氣虛又是什麼意思呢？根據不同資料的記載，腎氣虛的含義不同。中醫藥學名詞審定委員會對「腎氣虛」的定義如下：腎氣虛指腎陰、腎陽之氣俱虛，簡單地說，就是腎陰陽兩虛。但是，《中醫大詞典》對「腎氣虛」的定義是：因氣為陽，故腎氣虛即腎陽虛，即腎之陽氣虛，又稱命門火衰。所以，臨床上談到「腎氣虛」的時候，有兩種含義，一種是腎陰陽兩虛，一種是腎陽虛。講到這個地方，最後剩下的就是腎陰虛了，與腎陽虛相對的，就是腎陰虛。那麼，這些不同的腎虛有什麼症狀表現呢？又有哪些適合的治療藥物呢？

腎陰虛

腎陰虛最經典的表現是頭暈耳鳴、腰膝酸軟、骨蒸潮熱、盜汗遺精，其中的重點是潮熱盜汗。治療腎陰虛證的中成藥很多，例如六味地黃丸、

知柏地黃丸、杞菊地黃丸等。

腎陽虛

腎陽虛最經典的表現是腰膝痠冷、畏寒肢冷、陽痿早洩、夜尿頻數、肢體浮腫，其中的重點是怕冷夜尿多。治療腎陽虛證的中成藥也很多，例如桂附地黃丸等。

腎陰陽兩虛

腎陰陽兩虛其表現同時有腎陰虛和腎陽虛的表現，有時潮熱盜汗，同時也很怕冷，有時陰虛陽亢，有時陽衰陰盛。中醫理論認為，陰陽相生相濟，陰損及陽，陽損及陰，所以無論是腎陰虛還是腎陽虛，最後都有可能發展為腎陰陽兩虛。治療腎陰陽兩虛的中成藥包括龜鹿二仙膏等。其實，左歸丸、右歸丸、桂附地黃丸等，都是陰中求陽，陽中求陰的組方思路，其實都可以看成陰陽雙補的方子。部分藥物須經醫師處方才能施用。

腎氣虛

腎氣虛分兩種情況，若將腎氣虛認定為腎陰陽兩虛，則詳見「腎陰陽兩虛」；若將腎氣虛認定為腎陽虛，則詳見「腎陽虛」。

腎虛

腎虛是其他4個詞語的上位詞。如果將腎虛認定為腎氣虛，則詳見「腎氣虛」。

六味地黃丸傷腎？其實只是藥須對症！

許多科學數據說六味地黃丸很「傷腎」，這是什麼緣故呢？這裡說的傷腎，想強調的其實只是它的安全性。什麼安全性？我想分兩點來說。

第一是不對症用藥帶來的安全風險。因為六味地黃丸在臨床上的治療範疇特別廣泛，失眠、痤瘡、哮喘、咳嗽、便秘、糖尿病、高血壓、再生不良性貧血、牙周病、月經不調、股骨壞死、放療或化療反應等病症，都能查到應用六味地黃丸治療的案例。

這其實是個假議題：「中藥治療西醫疾病」。這確實通俗易懂，但很容易出現藥不對症的尷尬。因為不管其應用範圍多麼五花八門，六味地黃丸所治療的疾病只有四字：「腎陰虛證」。這種藥不對症的尷尬，會導致很多風險。

臨床見得最多的，就是吃了六味地黃丸出現腹痛、腹瀉，或是腰痠、食欲不振的情況，這都是不對症用藥所帶來的不良反應。當然，還有一些過敏體質患者會出現皮疹、搔癢、嘔吐、頭暈等過敏反應。

第二是六味地黃丸中的藥物，可能真的對腎功能有所影響。這種影響的原因還不清楚，除了不對症用藥以外，還與以下兩方面相關。一是六味地黃丸中的澤瀉、茯苓具有利尿作用，這種作用的標的就在腎臟。如果患者的腎功能本就受損，可能會產生一定的影響。舉例來說，有某些非

人體實驗顯示，澤瀉醇可能具潛在腎毒性，會造成腎間質損傷。

二是重金屬問題。部分中藥材可能存在重金屬超標的問題，例如鉛、銅、鎘含量過高，長期服用一定會影響腎臟功能。

說了這麼多，究竟腎功能不好的患者能不能服用六味地黃丸呢？還是老話一句：「藥要對症」！一旦對症，按療程服用沒有太大問題；若不對症，只是看到它治療某種西醫疾病療效好就跟著亂吃，那可就糟糕了。

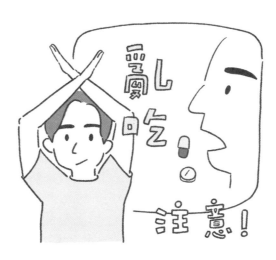

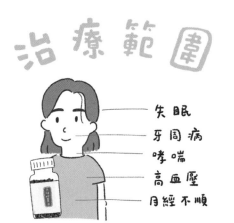

六味地黃丸在臨床上的治療範疇特別廣泛，但這其實是一個偽命題：「中藥治療西醫疾病」。六味地黃丸所治療的疾病只有4字：「腎陰虛證」，這種藥不對症的尷尬，會導致很多風險。

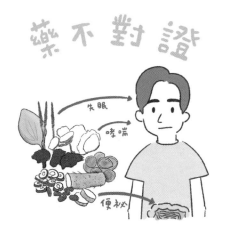

藥不對證所帶來的不良反應，包括腹痛、腹瀉，或是腰痠、食欲不振，也有一些過敏體質患者會出現皮疹、搔癢、嘔吐、頭暈等情形。

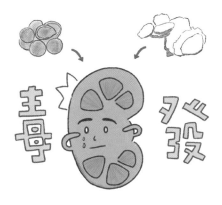

六味地黃丸中的澤瀉、茯苓具有利尿作用，這種作用的標的就在腎臟。若患者的腎功能本就受損，可能會產生一定影響。澤瀉醇可能具有潛在的腎毒性，會造成腎間質損傷。

此外，部分中藥材可能存在重金屬超標的問題，例如鉛、銅、鎘含量過高，長期服用一定會影響腎臟功能。

月經不調，不一定吃烏雞白鳳丸

月經不調是婦科最常見的病證，主要包括月經週期、經量、經色、經質的異常，以及伴隨月經週期或絕經前後的諸證。中醫概念的月經不調包括月經先期、月經後期、月經先後無定期、經期延長、月經過多、月經過少等。在月經不調的治療時，很多人都會選擇中藥。那麼，哪些中成藥能夠治療月經不調呢？又該怎樣選擇呢？

一般而言，根據月經不調的不同表現，再結合一些關鍵症狀，就可以大致判斷出一個患者的基本證型，選擇更加適合的中成藥。例如，在月經週期的改變方面，月經先期多為血熱或氣虛；月經後期多為寒凝或血虛；月經先後無定期多為肝鬱或腎虛；經期延長多為氣虛或血熱。

在月經量方面，出現月經過多者多為血熱和氣虛；月經過少者多為氣虛或寒凝。在月經顏色方面，色紫紅者屬熱；紫黑成塊或暗紅者屬寒；色淡紅者為虛。在月經質地方面，經質黏稠屬實屬熱；經質清稀屬虛屬寒；月經有血塊為血瘀表現。

接下來，我們將月經不調大致分為兩類，每一類裡面，又可以根據兼有症狀的不同，來選擇適合的藥物。

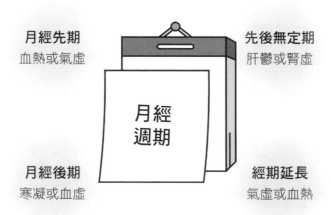

月經先期
血熱或氣虛

先後無定期
肝鬱或腎虛

月經
週期

月經後期
寒凝或血虛

經期延長
氣虛或血熱

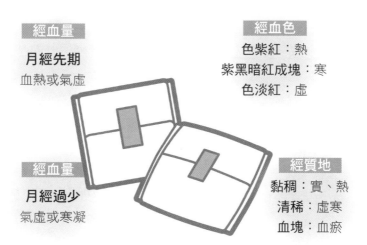

經血量
月經先期
血熱或氣虛

經血色
色紫紅：熱
紫黑暗紅成塊：寒
色淡紅：虛

經血量
月經過少
氣虛或寒凝

經質地
黏稠：實、熱
清稀：虛寒
血塊：血瘀

★　第一類

月經量多、經期延長、月經先期（週期提前7天以上，或20天左右一行，連續發生2個週期或以上）或崩漏為主的月經不調。

氣血兩虛型

☑ 月經偏多	☑ 食欲不振
☑ 貧血	☑ 精神不振
☑ 乏力倦怠	☑ 面色蒼白

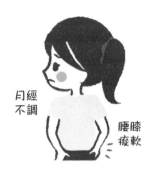

月經不調

腰膝痠軟

在出現第一類症狀的同時，伴有乏力倦怠、腰膝酸軟、食欲不佳等表現時，則很可能為氣血兩虛導致的月經不調，應選用烏雞白鳳丸等益氣養血活血的中成藥。

烏雞白鳳丸出自明朝龔雲林《壽世保元》，是傳統中醫治療婦科疾病的經典名方，由烏雞（去毛爪腸）、人參、黃耆、山藥、熟地黃、當歸、白芍等 20 味中藥組成。能夠補氣養血，調經止帶。多用於治療氣血兩虛、身體瘦弱、

腰膝酸軟、月經不調、崩漏帶下等。服藥期間少食辛辣刺激食物，若有傷風感冒應暫停服用。

烏雞白鳳丸在氣血虛弱所致的行經後錯、月經量少等方面同樣適用，但月經不調或崩漏屬於血熱實證者不宜服用。此外，同仁烏雞白鳳丸、八珍益母丸也可用於上述證候。

氣滯血瘀型

☑ 氣滯血瘀　　☑ 痛經
☑ 胸脅疼痛　　☑ 易怒

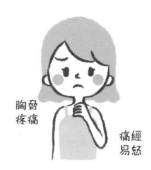

胸脅
疼痛

痛經
易怒

在出現第一類症狀的同時，
伴有胸脅疼痛、痛經、容易
生氣等表現時，則很可能為
氣滯血瘀導致的月經不調，
應選用能活血行氣、止血調
經的中成藥，用於治療氣滯
血瘀所致崩漏、月經過多、

期延長等，急性大出血者慎
用。類似功效的中成藥有八
珍益母丸等。

陰虛血熱型

☑ 盜汗潮熱　　☑ 舌紅心煩
☑ 口乾口渴

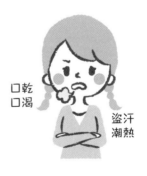

口乾
口渴

盜汗
潮熱

在出現第一類症狀的同時，
伴有盜汗潮熱、口乾口渴、
舌紅心煩等表現時，很可能
屬於陰虛血熱導致的月經不
調，應選用能固經止血，滋
陰清熱的中成藥，用於沖任

不固、陰虛血熱所致月經過
多、經期延長。

★ 第二類

以月經量少、經期錯後、閉經為主的月經不調。

氣滯血瘀型

☑ 胸脅疼痛　　☑ 易怒
☑ 痛經

在出現第二類症狀的同時，伴有胸脅疼痛、痛經、容易生氣等表現時，則很可能屬於氣滯血瘀導致的月經不調，應選用可疏肝、理氣、活血的中成藥，用於肝氣不

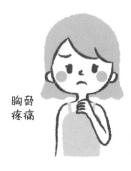

胸脅疼痛

痛經易怒

舒所致的胸脅脹痛、頭暈目眩、食欲減退、月經不調、乳房脹痛或伴顏面黃褐斑。

寒凝血瘀型

☑ 腰膝酸軟　　☑ 性欲冷淡
☑ 不孕不育

在出現第二類症狀的同時，伴有腰膝酸軟、不孕不育、性欲冷淡的表現時，則很可能為腎虛血瘀造成的月經不調，應選用能溫腎健脾、活血調經的中成藥。用於脾腎陽虛，瘀血阻滯所致的月經不調、閉經、痛經、不孕，

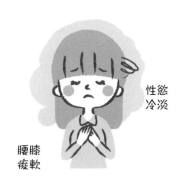

性慾冷淡

腰膝痠軟

證見行經後錯，經水量少、有血塊，行經小腹冷痛、經水日久不行、久不受孕、腰膝冷痛。陰虛火旺、月經量過多者不宜服用。

陰虛血熱型

☑ 小腹冷痛   ☑ 畏寒怕冷
☑ 月經伴血塊   ☑ 腰膝酸痛

在出現第二類症狀的同時，伴有小腹冷痛、月經伴血塊、畏寒怕冷、腰膝酸痛等表現時，則很可能屬於寒凝血瘀導致的月經不調，應選用艾附煖宮丸等溫陽活血的中成藥。其中，艾附煖宮丸由當歸、地黃、白芍、川芎、黃耆、艾葉、吳茱萸、肉桂、續斷、香附所組成。用於血虛氣滯、下焦虛寒所致的月經不調、痛經，症見行經後

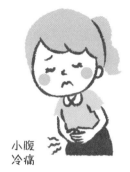

腰膝
痠痛

小腹
冷痛

錯、經量少、有血塊、小腹疼痛、經行小腹冷痛喜熱、腰膝酸痛。該藥適用於虛寒證，熱證、實證慎用，孕婦禁用。服藥期間忌食寒涼食物。類似功效的中藥還有少腹逐瘀顆粒等，但須經醫師處方施用。

　　俗話說，三分藥七分養。經期間忌食酸冷辛辣，避免著涼，避免過度勞動，注意心平氣和，保持精神愉快，月經自然調順。

性生活不理想，先找出哪裡有問題！

現代工作生活壓力大，很多男士的性生活都不理想，讓人苦惱。但實際上，很多藥物（俗稱壯陽藥）能幫我們解決這個問題。在瞭解具體的藥物之前，我們需要對壯陽藥進行分類。什麼意思呢？性生活不理想有很多原因，有些人是難以勃起，有些人是會早洩，而有些人可能是性欲冷淡。這些不同原因的治療藥物都是不同的，需要對症下藥，選用時記得分清楚。下面介紹幾種能有效改善性生活的西藥。

★ 改善勃起功能障礙

勃起功能障礙就是男性雖對性生活很有興趣，也很想進行性生活，但無奈心有餘而力不足。生活中這種情況是最常見到的。原因在於，能夠影響勃起功能的因素實在是太多了，包括精神心理原因、內分泌性原因、代謝性原因、血管性原因、神經性原因、藥物性原因和其他原因。

工作壓力大、夫妻關係不和諧、性荷爾蒙水準低下，甚至肥胖、糖尿病、失眠等均會造成勃起功能障礙。對於這種勃起功能障礙的治療，磷酸二酯酶(PDE5)抑制劑是最為安全、有效、使用最多的治療藥物，廣為人知的「藍色小藥丸」就屬於此類。目前，此類藥物最常用的有三種：

Sildenafil	Tadalafil	Vardenafil
★威而鋼（藍色小藥丸） **作用時間**：短效，口服30～60分鐘後起效。 **不良反應**：頭痛、面部潮紅。	★犀利士 **作用時間**：長效，服藥後有效作用可維持 36 小時。 **不良反應**：頭痛、消化不良。	★樂威壯 **作用時間**：短效（與西地那非類似）。 **不良反應**：頭痛、面部潮紅。

需要注意的是，上述藥物在接受足夠性刺激後才能增強勃起功能，有效率約80%左右。但是，此類藥物絕對不能與硝酸酯類藥物（例如 NTG（耐絞寧®）及Isosorbide（易適倍®）等）合用。

★ 改善早洩

早洩與勃起功能障礙不同，患者可以正常勃起，但是在性交開始或性交之前就出現射精，或者在陰莖插入陰道後2分鐘內射精，導致無法完成正常的性生活。早洩的原因也十分複雜，不同的人、不同的環境、不同的夫妻感情都會影響射精時間。但同樣，早洩對於性生活滿意度的影響也十分常見。目前關於早洩的治療藥物，大概有以下幾種。

Dapoxetine	Silodosin
★必利勁（短效 5-HT 再攝取抑制劑） 作用時間：性行為前 1～3 小時服用，短效 特點：吸收迅速，能改善患者射精控制能力。 不良反應：頭痛、疲勞。	★長 α1—交感神經受體阻斷劑 特點：原本是治療高血壓和前列腺增生的藥物。由於改善前列腺增生可以消除對尿道的刺激作用，同時還能提高射精閾值，所以能夠改善早洩症狀。 不良反應：乏力、心悸。

★ 改善性欲冷淡

除了上述比較常見的勃起功能障礙和早洩的治療藥物之外，還有一些患者性生活不理想的原因是性欲冷淡，這部分患者通過血液指標的檢查，往往提示有體內雄激素水準偏低，即性腺功能減退症。對於這類患者的治療主要採用雄激素補充的療法，把偏低的雄激素水準補上來。

恩賜特膠囊 （ANDRIOL Textocaps capsules）

十一酸睾固酮為睾固酮的十一酸酯，是睾固酮的衍生物。可促進男性性徵和性腺的發育，提高體內雄激素水準，改善性欲冷淡的情況。主要不良反應是長期服用荷爾蒙帶來的多毛和痤瘡等，同時也會影響精子數量。另外，懷疑前列腺癌的患者禁用。

這些常用於性功能障礙治療的西藥，由於藥理作用不同，所以治療側重點不同，有些用於改善勃起障礙，有些用於改善早洩，而有些則用於治療性冷感，請一定要在醫師處方下使用這些藥品，不要自己擅自購買使用。

解決性功能障礙的西藥，簡單來看就是要根據不同的情況選用不同的藥物，改善勃起功能障礙可以選用Sildenafil（威爾鋼®）、Vardenafil（樂威壯®）等，治療早洩可以選用Dapoxetine（必利勁®）、Tetracaine局麻藥（外用）等，而性冷感則可以選用十一酸睾酮等。那麼，除了這些西藥，有沒有中藥或中成藥可選擇呢？

形形色色的壯陽中藥如何選用？

中醫將性功能障礙稱為「陽痿」，傳統中醫學認為，在男子性交時，由於陰莖「痿軟不舉，或舉而不堅，或堅而不久」而造成無法進行正常性生活的病證，就是陽痿。所以，傳統中醫學在治療陽痿時，是著眼於將痿軟不舉、舉而不堅、堅而不久這三種不同情況統一認識和治療的。當然，不同患者的陽痿由於證型不同，適合的中成藥也不一樣。

上火花樣多，瀉火藥不能隨便吃

很多人上火就會服用中藥，其中某類去火中藥特別常用，就是牛黃類，例如牛黃上清丸、牛黃解毒丸、牛黃清心丸等。那麼，這些功效相似的中藥該怎麼選用？各自的治療特點為何？

首先，無論是牛黃上清丸、牛黃解毒丸，還是牛黃清心丸，都是廣義的「清火」藥，都含有牛黃等組分。所以，總體來看，這些藥的功效是相似的。如果確為實熱證，從治療對症的角度看，選用哪一種藥物都是可以的，但除牛黃解毒丸外，牛黃上清丸及牛黃清心丸都須經醫師處方，方可施用。

但是，儘管這樣，由於藥味組成不同，導致上述藥品的功效特徵和禁忌症有所差異。為了說清楚這些差異，我們將這些藥品的成分與適應症詳列於下。

牛黃上清丸	26 味中藥：黃連、白朮、菊花、當歸、琥珀、桑白皮、黃芩、山梔子、栝樓根、防風、天竺黃、甘草、牛黃、茯苓、白芍、川芎、柴胡、龍膽、桔梗、麥門冬、薄荷、白芥子、法半夏、真珠、卷柏、蜂蜜。 適應症：上焦有熱、降火、順氣、寧心。
牛黃解毒丸	5 味中藥：牛黃、甘草、金銀花、黃連、蜂蜜。 適應症：袪火解毒、瘡癤。
牛黃清心丸	27 味中藥：牛黃、柴胡、桔梗、川芎、茯苓、杏仁、白芍、麥門冬、黃芩、當歸、防風、白朮、神麴、蒲黃、人參、龍腦、肉桂、大豆黃卷、阿膠、白蘞、乾薑、雄黃、金箔、甘草、山藥、大棗、蜂蜜。 適應症：溫熱症引起之緩縱不遂、言蹇心悸、眩冒煩鬱、痰涎壅塞、心神不安、小兒驚風。

腎氣虛型

☑ 勃起硬度、持久力不足
☑ 頭髮早白或稀疏
☑ 腰膝酸軟
☑ 面色及舌象淡白
☑ 乏力倦怠

你是否能夠勃起，但硬度和維持時間不足，同時伴有較明顯的腰膝酸軟和乏力倦怠，平時工作較為勞累、缺少休息，或頭髮早白或稀疏，同時面色和舌象淡白？如果存在這些症狀，則很可能屬於腎氣虛型的陽痿。此類患者，優先選用補腎氣的中成藥，如金匱腎氣丸，由熟地黃、山茱萸、山藥、澤瀉、牡丹皮、茯苓、附子、肉桂、牛膝、車前子等組成，在六味地黃丸基礎上加入補腎陽的肉桂和附子，形成了一道陰陽雙補的經典方。需要注意的是，感冒發熱期間不宜服用。類似功效的中成藥還有濟生腎氣丸等。

肝癒氣滯血瘀型

☑ 勃起硬度、持久力不足
☑ 頭髮早白或稀疏
☑ 腰膝酸軟
☑ 面色及舌象淡白
☑ 乏力倦怠

你是否因夫妻關係不協調或陽痿，造成比較明顯的自卑心理，常感悶悶不樂或壓抑，同時伴有胸悶胸痛、食慾不佳的情況，且舌暗脈弦？如果存在這種情況，則很可能屬於肝鬱氣滯血瘀型的陽痿。對於這種類型的陽痿，宜優先選用疏肝解鬱補腎或專門針對肝鬱氣滯型陽痿的中成藥。需要注意的是，感冒期間不宜服用，治療期間禁止酗酒及過度吸煙，避免一切過度精神刺激。類似功效的中成藥還有柴胡舒肝丸、逍遙丸等。

命門火衰型

☑ 長期性冷淡　☑ 手腳冰涼、
☑ 勃起障礙或　　畏寒喜暖
　早洩　　　　☑ 面色、舌象
☑ 體胖少運動　　淡白

你是否長期性欲冷淡，存在勃起障礙和早洩，同時伴有較為明顯的手腳冰涼或畏寒喜暖的現象，或者體型較胖、缺少運動，同時面色和舌象淡白？

如果存在這些症狀，則很可能屬於命門火衰型的陽痿。對於這種類型的陽痿，可由醫師開立補腎陽助火的中藥，例如右歸丸，由熟地黃、附子（炮附片）、肉桂、山藥、山茱萸（酒炙）、菟絲子、鹿角膠、枸杞子、當歸、杜仲（鹽炒）組成，為溫補腎陽的經典名方。需要注意的是，感冒發熱期間不宜服用。類似功效的中成藥還有桂附地黃丸等。

濕熱下注型

☑ 尿頻尿急　☑ 口乾口苦
☑ 陰囊潮濕　☑ 舌暗紅苔黃
☑ 患慢性前列
　腺炎

你是否陽痿同時，伴有尿頻尿急或陰囊潮濕等下焦濕熱的症狀，或患有慢性前列腺炎，同時可能伴有口乾口苦、舌暗紅苔黃？

如果存在這種情況，則很可能屬於濕熱下注型陽痿。對於這種類型的陽痿，宜優先選用清熱利濕，同時活血化瘀的中成藥。需要注意的是，脾胃虛寒患者不宜長期使用此類藥物。類似功效的中成藥有四妙散等，須經醫師開立處方施用。

上火，到底是什麼？

小金藥師說

上火，究竟是什麼意思？事實上，上火是一個俗稱，指的就是身體陰陽平衡失調的表現。有些學者稱其為「輕淺熱證」，就是一種疾病前期的亞健康狀態。

被歸因於上火的症狀五花八門，口腔潰瘍、面部痤瘡、咽喉腫痛、口乾口苦、眼睛發紅、心煩意亂、大便乾燥，都是上火……

但我認為，上火更多的還是描述症狀，或是一種症狀的組合，以現代醫學來命名，簡直可以稱做「上火綜合症」。但說了這麼多，上火絕對不是「病因」，或者說，不能說是最終的病因。因為這些上火症狀未必是由「實火」所引起，也可能是因為其他原因。

對於上火，我們可簡單將其分為「實火」與「虛火」兩種。那麼問題來了：怎樣才能知道我的上火是虛火還是實火呢？先前我們曾提過，中醫看病是從外在的表現找病因，不如就從症狀上來進行區分吧！

單拿「上火綜合症」之一：喉嚨痛來舉例，若屬實火，疼痛較為劇烈，甚至不敢吞口水，同時可能伴有發熱情況，適合服用清熱解毒利喉的中藥治療。

而虛火造成的喉嚨痛，則感覺喉嚨有時會痛、癢、乾，但都不劇烈，喝水後就會緩解，同時伴有口渴，適合服用養陰滋潤的中藥治療。

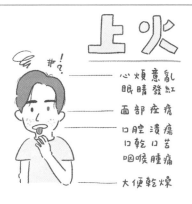
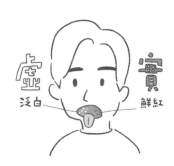

至於很多人上火後會出現口腔潰瘍，這個又怎麼區分實火和虛火呢？若潰瘍部位顏色鮮紅、起病急、疼痛劇烈，往往是實火；而潰瘍部位泛白、疼痛不明顯的，往往是虛火。

一般來看，口腔潰瘍反覆發作的患者，以及復發性阿弗他潰瘍的患者，往往都屬虛火。這時若想解決反覆發作的問題，就要著眼於養陰，而不是單純的清熱解毒。

曾有女性患者，說自己過午就發熱，一陣一陣的，同時頭暈喉乾、煩躁，這是虛火還是實火呢？這種情況就叫做熱潮紅，像潮水一樣一波一波的，是典型的虛火表現，屬更年期症候群的一種。

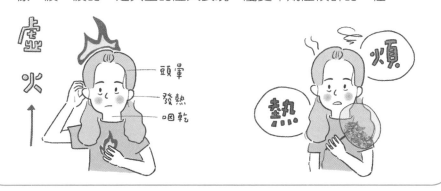

普遍來說，這樣的患者會煩躁，但也有不煩燥的時候；會發熱，但也有不發熱的時候；會頭暈喉乾，但也有不頭暈喉乾的時候。這種時有時無的熱性症狀，很多時候就是虛火的表現。那麼，這樣的患者，應該吃什麼藥呢？就是我們先前說過的六味地黃丸。六味地黃丸是用來治療腎水不足、虛火上炎的代表性藥方。

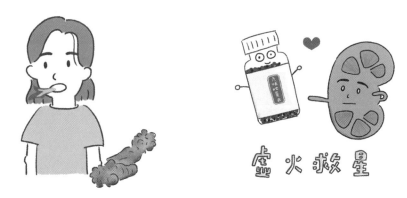

虛火救星

為什麼要區分實火與虛火來治療？因為實火需要清熱瀉火，但是虛火反而不可這麼做。虛火需要以補氣養陰為主來治療，若長期使用清熱瀉火的方式來處理，一是達不到預期效果，二是會損傷脾胃功能，反而加重氣虛陰虛的情況。

此外，還要注意一點，現在很多人上火，其實是因為現代保健食品風氣盛行，自己亂服藥所致。有些藥的藥性溫熱，不對症服用過多，就會上火。例如三七的藥性微溫，有些人吃了一段時間就會出現上火的症狀，這時候把藥停下，大部分的症狀就會消失了。

由此可知，這3種藥物均具有清熱瀉火的功效，用於治療火熱內盛所致的「上火」症狀。但是，不同中藥的兼有功效和治療側重點均不同。而從安全性上看，牛黃清心丸含有礦物藥雄黃，不宜長期服用，肝腎功能不全患者慎用。

貧血不是血虛，補血藥別亂吃

曾有病人告訴我，貧血要用阿膠類藥物來補血。其實，阿膠可以治療血虛，但並不是用來治療貧血的藥物——這是一個常見的用藥誤區。如果很難理解，不妨看看下面這張表格：

患者	紅血球濃度（g／L）前	後	症狀持續時間	臨床表現	中醫診斷血虛	西醫診斷貧血
A	140	100	3 個月	明顯心悸、頭暈、面色蒼白等不適	V	X
B	140	100	2 年	無明顯不適	V	X

再簡單一點，也可如下表這樣來判斷是否需要補血：

患者	紅血球蛋白	血虛症狀	診斷貧血	須補血
A	正常	V	X	V
B	低	V	V	V
C	低	X	V	X

所以說，是否須要補血，與是否存在「血虛症狀」直接相關，而與是否貧血無直接關聯。我們可以這麼說，貧血的症狀和血虛的症狀確實有所交集，唯有兩者集合的症狀，用補血藥才會有效果。

你或許會問，那麼阿膠是很好的補血藥吧，因為價錢比較貴啊？其實，在補血藥物當中，阿膠難以擔下「君藥」的重責大任。中醫認為氣能生血，補血必先補氣。著名的當歸補血湯中，補氣的黃耆含量較補血的當歸多出5倍。當然，血的生成也與腎（中醫五臟之一）有關，《諸病源候論》說：「精者，血之所成也。」所以說，補血也要補腎。

阿膠昂貴卻不能治療貧血，豈非黑中醫？話當然不能這麼說。單純補鐵、補葉酸，能改善中醫血虛症狀嗎？難道這也算黑西醫？現在兩者混用，可要追溯到早期日人傳播醫學的誤譯了。

早年日本針對許多西方科學進行翻譯，包括醫學；但當時的日人並沒有完全通讀中醫，翻譯時直接取形狀，認為「blood」和中文的「血」意思差不多，就直接將之翻為漢字「血」。然而，中醫的血是「循行於脈中富有營養的紅色物質」，是由「脾胃受氣取汁，變化而赤」形成，與「blood」完全不一樣。

甲午戰後，中國以日本為師，同時也包括醫學，就將這些翻譯也一併帶回。中醫深根於百姓，在西學東漸的浪潮下，雜揉出許多以訛傳訛的說法，例如貧血就是血虛、發炎就是上火等。

所以，當大家聽說某中藥可治某種西醫疾病的時候，千萬別盲從。在購買一些名貴藥材，例如阿膠、川貝、蛤蚧時，一定要詢問醫師或藥師，「對症下藥」，以免花大錢卻傷身。

在中藥補益藥裡面，有個很著名的歸脾丸。顧名思義，是含有「當歸」的健脾藥，其適應症為「心神不寧、驚悸失眠、健忘怔忡、婦人經候不準」。

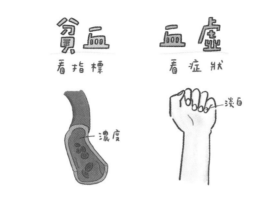

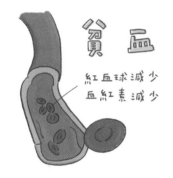

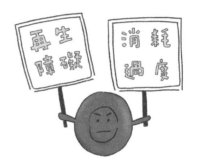

貧血（anemia）是一個西醫學的概念，指的是人體外周紅血球容量（以紅血球蛋白濃度來計算）減少，低於正常範圍下限的一種常見臨床症狀。

貧血原因有很多，有些是因為紅血球生成減少，如再生障礙性貧血；有些則是因為紅血球消耗過度，如溶血性貧血。其臨床表現涉及皮膚黏膜（如蒼白），以及神經（如頭暈、耳鳴、失眠等）、呼吸、消化、泌尿、生殖等諸多系統。

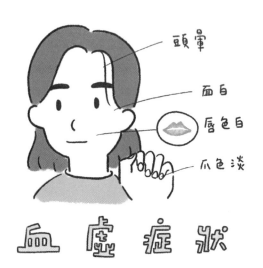

頭暈
面白
唇色白
爪色淡

血虛症狀

那麼，血虛又是什麼呢？血虛是中醫病名，指的是血液虧虛，臟腑、經絡、形體失養，以面色淡白或萎黃、唇舌爪甲色淡、頭暈眼花、心悸多夢、手足發麻，婦女月經量少、色淡、後期，或經閉、脈細等為常見症狀的一種症候群。

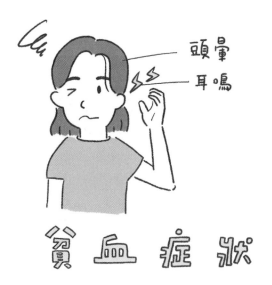

頭暈
耳鳴

貧血症狀

這樣說起來，貧血和血虛似乎頗為相像？「相似」和「等同」可不是同一個概念，何況貧血和血虛根本連相似都談不上。因為判斷貧血時，看的是指標，而判斷血虛的標準，卻是症狀。

歸脾丸組方用量從大到小的中藥依次為白朮、龍眼肉、酸棗仁、茯苓、當歸、遠志、人參、黃耆、大棗、木香、甘草等。也就是說，在歸脾丸中，重用當歸、龍眼肉、茯苓，旨在養血安神。簡單地說，對於氣血兩虛引起的睡不好覺、吃不好飯、心慌乏力，還有一些出血性疾病（崩漏、便血等），服用歸脾丸會有比較好的治療效果。

失眠，為自己選個藥方

　　失眠是很惱人的病症，睡不著覺以後，吃飯也不香，工作也沒精神，影響生活品質。一般在失眠的治療上，西醫往往採取藥物搭配心理的療法，服用的藥物例如Estazlam（悠樂丁®）、Zolpidem（使蒂諾斯®）等基本上都是直接作用於中樞神經系統，帶來明顯效果的同時也具有一定的不良反應。而中醫學的治療體系直接將失眠的生理因素與心理因素等同對待，往往能夠將失眠與五臟（心、肝、脾、肺、腎）的臟腑功能聯繫起來看，能夠採用的藥物治療手段較多，對於部分患者具有更好的獲益。所以，如果你的失眠非常符合以下說的這些症狀，建議可以使用中藥或中成藥。

　　以下是常見失眠的中醫證型以及相應的治療用中成藥。當然，除了這些之外，還有一些不常見的失眠證型，例如血瘀、胃氣失和等，也是客觀存在的。如果你根據自己的症狀選用中成藥一段時間後效果不好，建議前往中醫科採用中藥湯藥進行治療。

肝鬱化火型

狀態：突發或急發失眠

☑ 急躁、心煩　☑ 口苦咽乾
☑ 舌紅苔黃、　☑ 小便黃、大
脈浮數　　　　便乾

失眠是否為突發或急發（或平素性急之人長期生活工作環境壓抑），並伴有明顯的情緒急躁、心煩、口苦咽乾或小便黃、大便乾的情況？如果你的失眠屬於上述情形，則很有可能屬於肝鬱化火型失眠。此類失眠一般與令人憤怒、著急的重要事件有關，也有可能是長期壓抑狀態下逐漸形成。此類失眠的舌脈象特點是舌質紅、苔黃、脈浮數。對於此類失眠的治療，一般選用疏肝解鬱清火的治療方案，適用的中成藥包括龍膽瀉肝湯、加味逍遙丸、當歸龍薈丸等。需要注意的是，這些中成藥不宜長服久服，在症狀好轉後應該逐漸停藥。

陰虛火旺型

狀態：入睡困難、缺乏睡意

☑ 心慌盜汗　　口乾耳鳴
☑ 手腳心熱　☑ 舌紅苔薄、
☑ 口舌生瘡、　脈細數

失眠是以入睡困難、缺少睡意為主，並伴有明顯的心慌盜汗、手腳心熱或口舌生瘡、口乾耳鳴的情況？如果你的失眠屬於上述情形，則很有可能屬於陰虛火旺型失眠，此類失眠一般有2個因素，一方面是心火旺的實證表現，一方面是心陰虛的虛證表現。此類失眠的舌脈象特點是舌紅少苔，脈細數。此類失眠的治療，一般選用滋陰降火的治療方案，適用的中成藥包括天王補心丹、知柏地黃丸、安神補心丸等。由於硃砂已全面禁止入藥使用，故上述藥物均是去硃砂的配方。

心膽氣虛型

狀態：睡眠中或夢中驚醒

- ☑ 乏力、氣短
- ☑ 易驚、敏感
- ☑ 手腳心熱
- ☑ 口舌生瘡、口乾耳鳴
- ☑ 舌質淡苔白、脈細

失眠是否有睡覺或夢中驚醒的情況，並伴有乏力、氣短、容易受到驚嚇或其他敏感易驚的表現？如果你的失眠屬於上述情形，則很有可能屬於心膽氣虛型失眠，此類失眠一般與先天遺傳因素（膽氣虛）或後天受到過嚴重驚嚇造成的後遺效應有關，有些人害怕走夜路，或害怕某些特定動物，實際上也與心膽氣虛有一定關係。此類失眠的舌脈象特點是舌質淡苔白，脈細。對此類失眠的治療，一般選用益氣養心鎮驚安神的治療方案，適用的中成藥包括安神定志丸、柏子養心丸等。需注意的是，此類失眠的治療療程可能比較長。

心脾兩虛型

狀態：睡不沉、易醒、醒後不易入睡

- ☑ 乏力倦怠
- ☑ 健忘心悸
- ☑ 面色萎黃
- ☑ 貧血表現如
- 指甲無華、月經量少等
- ☑ 舌質淡苔白、脈細弱

失眠是以睡不實、易醒、醒後不易入睡為主要表現，同時伴有乏力倦怠、健忘心悸、面色萎黃或某些貧血表現（指甲無華、月經量少等）？如果你的失眠屬於上述情形，則可能屬於心脾兩虛型，此類失眠一般發生在氣血兩虛的患者（尤其是產後女性）身上居多，屬於最常見的一類慢性失眠。此類失眠的舌脈象特點為舌質淡苔白、脈細弱。對於此類失眠的治療，一般選用益氣養血的治療方案，適用的中成藥包括歸脾丸等。需要注意的是，感冒期間不宜服用此類滋補之品。

腎精虛虧型

狀態：睡不沉、易醒、醒後不易入睡

☑ 乏力倦怠　　指甲無華、月
☑ 健忘心悸　　經量少等
☑ 面色萎黃　☑ 舌 質 淡 苔
☑ 貧血表現如　　白、脈細弱

是否在失眠的同時伴有腰膝酸軟、遺精陽痿、乏力頭暈或神經衰弱症等腎精虧虛的表現？

如果你的失眠屬於上述情形，那麼很可能屬於腎精虧虛型失眠，一般老年人、工作過勞之人、房事過勞之人容易出現此類失眠。對於此類失眠的治療，一般選用補腎健腦的治療方案，適用補腎之品，滋補能力比較強，感冒期間不宜服用。

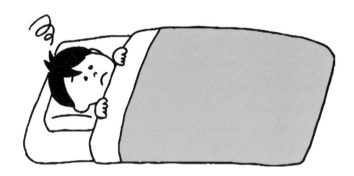

焦慮，小藥平復心情

生活中人們多少都會有焦慮的心情，出現這些焦慮的原因，一方面可能是來自工作、生活的壓力，另一方面是自身對於不良情緒的調節能力比較差。但實際上，還有一個易被忽視的重要原因，那就是生理上的疾病。雖然現代醫學多將焦慮歸為遺傳、精神、社會等因素，但如果換個視角，從中醫學角度看，人是一個有機整體，心理和生理是相互影響的，焦慮也屬於一種內傷雜病的範疇，是可以通過藥物的作用得到緩解的。那麼，哪些中成藥可以緩解焦慮呢？

實際上，焦慮症的患者會有很多不同的表現，有些人是煩躁易怒，有些是驚恐害怕，有些人是多思善慮，有些人是失眠健忘。不同表現的患者，或者說不同的表現階段，可以選用不同的中成藥來治療。

用於緩解焦慮的中成藥，病情比較輕或病症比較單純（沒有其他合併症）的患者可以選用，建議在醫師或藥師指導下選用。

煩躁亢奮型

肝鬱化火證

☑ 口乾口苦　☑ 頭痛頭暈
☑ 便秘尿黃　☑ 口舌生瘡

以煩躁亢奮表現為主的焦慮症患者，或者正處於煩躁亢奮狀態的焦慮症患者，很可能屬於肝鬱化火證，這時候，可能還會伴有口乾口苦、便秘尿黃、頭痛頭暈、口舌生瘡的症狀。對於這種焦慮症患者，建議選用疏肝解鬱搭配清肝瀉火的治療方案，適用的中成藥包括加味逍遙散、龍膽瀉肝湯、當歸龍薈丸、柴胡舒肝湯等。

其中，熱象（便秘、口乾）輕的患者可以選用加味逍遙散（或柴胡舒肝湯等）；熱象重的患者應選用當歸龍薈丸（或龍膽瀉肝湯等）。其中，加味逍遙散由柴胡、當歸、白芍、白朮、茯苓、甘草、牡丹皮、梔子、薄荷、乾薑組成，能夠疏肝清熱、瀉火解鬱。用於肝鬱血虛，肝脾不和、兩脅脹痛、頭暈目眩、倦怠食少、月經不調、臍腹脹痛。當歸龍薈丸由當歸、龍膽、蘆薈、山梔子、黃連、黃芩、黃柏、大黃、木香、青黛、蜂蜜組成。能夠瀉火通便，用於肝膽火旺、心煩不寧、頭暈目眩、耳鳴耳聾、脅肋疼痛、脘腹脹痛、大便秘結。

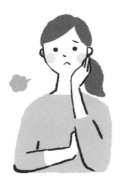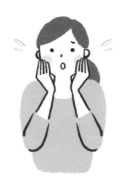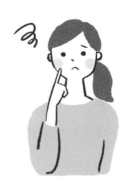

驚恐害怕型

心膽氣虛證

> ☑ 心悸心慌　☑ 對噪音和食
> ☑ 容易緊張　　物異常敏感

以驚恐害怕表現為主的焦慮症患者，或者正處在驚恐害怕階段的焦慮症患者，很多屬於心膽氣虛證，這時候，可能還會出現心悸心慌、容易緊張、對外界噪音和食物異常敏感等症狀。對於這種焦慮症患者，建議選用補養心氣、鎮驚定志的治療方案，適用能夠和胃化痰、安神定志的中藥，以改善心膽虛怯、觸事易驚、心悸不安、虛煩不寐的情況。類似功效的中成藥有安神定志丸等。

多思善慮型

心脾兩虛證

> ☑ 心脾兩虛證　☑ 失眠健忘
> ☑ 頭暈乏力　　☑ 食欲不佳

以多思善慮表現為主的焦慮症患者，或者正處在多思多憂階段的焦慮症患者，很多屬於心脾兩虛證，這時候，可能還會出現頭暈乏力、失眠健忘、食欲不佳等症狀。這種焦慮症患者，建議選用養心健脾、補益氣血的治療方案，適用的中成藥如歸脾丸，由白朮、龍眼肉、酸棗仁、茯苓、當歸、遠志、人參、黃耆、大棗、木香、甘草等組成，能夠益氣補血、健脾養心。用於氣血不足、心悸、失眠、食少乏力、面色萎黃、月經量少且色淡。類似功效中成藥還有八珍益母丸等。

失眠健忘型

腎精虛虧證

☑ 心脾兩虛證　　☑ 失眠健忘
☑ 頭暈乏力　　　☑ 食欲不佳

以失眠緊張表現為主的焦慮症患者，或正處在失眠緊張階段的焦慮症患者，很多屬於腎精虧虛證，這時候，可能還會出現精神萎靡、腰膝酸軟、陽痿遺精、鬚髮早白等症狀。對於這種焦慮症患者，建議選用補腎填精的治療方案，適用能夠補腎益氣、養血生精的中藥，以改善氣血兩虛、腎虛精虧所致的心悸氣短、失眠健忘、盜汗、腰腿酸軟、耳鳴耳聾。類似功效的中成藥還有金匱腎氣丸等。

誤信偏方，小心治病不成反害命

一般認為，偏方是未被醫藥典籍正式收錄，卻又行之有效的中藥複方。所以，很多人說自己的方子是偏方的偏方，其實不是偏方。例如某偏方網站說自己治療咳嗽的偏方是用麻杏射干湯治療實證咳嗽，用七味都氣丸治療虛證咳嗽。如果說自擬隨證加減的麻杏射干湯有一點偏方意思的話，那麼七味都氣丸可是《中國藥典》收錄品種，不可能算是偏方。

根據偏方所含的中藥本身的特點，可以有兩種分類方法，按照安全性來分類有些偏方主要是由藥食兩用的成分組成，統稱為「食療偏方」，安全性較高；另一些偏方則含有毒烈性中藥，例如雄黃、朱砂、罌粟殼、細辛、水蛭、附子、川烏、大黃、肉桂等，危險性較高。

按照藥材是否可以得到來分類有些偏方說得很好，可是所列中藥根本不是常用中藥，甚至不知為何物，此類偏方的安全性也有待謹慎考察。實際上，除特殊原因之外，所有偏方應用的藥物均為常用或不常用的中草藥及其炮製品，這些藥物的安全性是已知的，應該在使用前給予關注。

須注意的是，在使用偏方之前問問自己，除了偏方之外，有沒有更好的選擇？實際上，對於一個10個月大的嬰幼兒咳嗽來說，絕對有10種比油炸罌粟籽更有效、更安全的治療方法。所以，偏方絕對不是治療疾病和緩解症狀的首選。

偏方究竟能不能信？

時下長輩總愛在手機群組中轉發各種文章，當中不乏「某醫院專家：高血壓這樣治一定好！」、「某專家推薦！不用藥治白血病偏方」這類的錯誤資訊。我常回覆這些轉發的內容：「誤信偏方，小心治病不成反致命！」卻常遭到婆婆媽媽無情的圍剿。

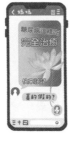
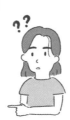
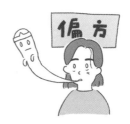

偏方，就是沒有被醫藥典籍收錄，卻行之有效的中藥複方——說白了，就是「非主流」的處方。雖然當中也有許多是被當作偏方的正方，這些藥方原本被記載於醫書上，但可能由於古代資訊傳播不靈，後人不知出處，只因為這些方子效果不錯，就被當作是偏方流傳下來。

的確，有很多人都曾嘗試偏方及驗方並從中獲益，但我認為，因為誤信偏方而導致藥物中毒的人，可能會比前者要來得多。這其中的原因何在呢？

第一，偏方的來源並不明確，很多都是「根據民間流傳」或「某偏方大全」，但偏方大多是你抄我、我抄你得來的。說到抄，小時候考試作弊都會抄錯字，倒楣點甚至抄

錯行；考卷抄錯只是扣分，但藥方抄錯字，製品抄成生品，可是會出人命的。

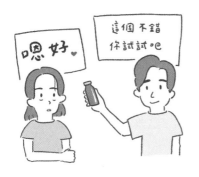
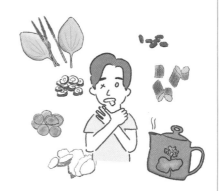

還有些偏方，原本應是特定患者的處方，但由於服用效果好，就成了所謂的「偏方」，大家跟著一起吃。這種危害就不用我多說了。即使生的病一樣，但病因也可能不一樣啊！病因不同，吃的藥卻一樣，豈不是吃錯藥？

第二，偏方所使用的中藥，其安全性也堪憂。有些偏方用的是藥食兩用的藥材，這還算好；但要是碰到具有較大毒性，或藥性較猛的藥材，那可就慘了！你說你沒事抄個偏方，裡頭大黃 20 克。服下後你這天什麼也別做了，就在廁所待著吧！

第三，某些偏方中所使用的中藥，都不是常用中藥。如果要說你跟這些中藥有多不熟，一是不知道這個藥材到底有沒有毒、是否對症；二是假如不幸中毒，還真的沒有解藥能夠救你。

既然用錯偏方危害這麼大，有哪些偏方是絕對不能信的呢？

★ 沒有任何來源的偏方，絕對不能吃

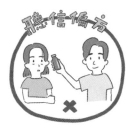

這種偏方若非東抄西抄而來，就是某人自己胡亂編造的，又或者是醫師給某個特定患者開立的藥物，甚至根本不知道裡面含了些什麼。

★ 標榜治癒高血壓、糖尿病、癌症等西醫疾病的偏方

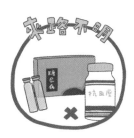

此類偏方偷天換日，中藥雖然確實可以緩解西醫疾病的「不適症狀」，但從前的中醫理論中沒有這些西醫概念，所以這些偏方的誕生估計沒有幾年。比如高血壓頭暈，吃點偏方就不暈了；一些輕症的高血壓，吃了就降下來了。但是，症狀緩解病不代表治癒，更不可能以一種藥完全治好高血壓！

★ 含有毒烈性飲片的偏方

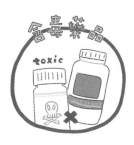

這些毒烈性飲片包括硃砂、雄黃、大黃、附子、人參、水蛭、細辛、肉桂、川烏等。我看過一個治療關節炎的偏方，開頭就寫生川烏 20 克、生草烏 20 克——這還讓不讓人活呀？

★　含有奇珍異草的偏方

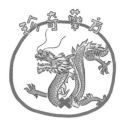

這類的偏方藥材如龍肉，市面上非常難找到，連醫書上都很少見，這種方子，你敢相信嗎？中醫常說：「不貴難得之貨，不求遠邦之藥。」如果一味藥如此罕用，我們反而就要擔心它的安全性了。

如何避免誤信偏方？許多人對偏方的態度都是：「寧可信其有，不可信其無。」但是治病不如

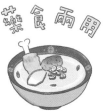

治心，當看到一個偏方，應該要想想有沒有比偏方更好的治療方法？有很多婆婆媽媽會說醫師都是騙人的，我看了都沒有效果，寧可相信偏方。如果真是如此，我會建議選擇藥食兩用的偏方，把飯當藥吃，這樣至少安全有保障！

CHAPTER

04

媽咪寶貝
用藥安全

醫學上講，準媽媽和小寶寶都屬於特殊族群。特殊在哪
了？特殊在如果要給她們吃藥，除了對症下藥之外，還
需要注意選用特別安全、不良反應又少又小的藥物，來
守護下一代的安全。所以，什麼藥不能吃？什麼藥能吃？
每次吃多少？都是很重要的問題。

懷孕媽咪感冒了，該不該用藥呢？

孕媽咪感冒，該不該用藥呢？對於這個問題，某些人可能認為所有藥物對胎兒都是有害的，所以即使孕媽咪生病了，也堅持不用藥。而另一些人則可能在懷孕期間仍然自己憑經驗選用藥品服用。實際上，這兩種做法都不正確。

第一，由於處在特殊的敏感時期，胎兒主要通過臍帶從媽媽那裡獲取成長所需的營養物質，雖然有胎盤屏障的保護，但是有的藥物成分仍然能夠通過臍帶影響到胎兒，所以，懷孕的媽媽們不能亂用藥。

第二，如果堅持不用藥，可能會使原本程度較輕、容易控制的病情被延誤治療，等到病情加重後影響胎兒和孕媽咪的健康，並且增加治療的難度。況且，懷胎十月，孕媽咪們本就抵抗力下降，誰能保證一定沒有這樣或那樣的不適呢？

★ 食療的方法怎麼樣？

出於對於胎兒的保護，很多孕媽咪在感到不適時會傾向於選擇食療方法，例如感冒時採用蔥薑水或冰糖梨水，咽痛咳嗽時採用羅漢果蜂蜜水等來進行治療。實際上，食療作為以食材為主要原料的治療方法，雖然安全性較好，對於初期、輕微的感冒有好處，但食療方法的作用有限，也不可過分依賴，不能過度使用。如果採取食療或休息的方法不能緩解症狀時，或出現新的不適症狀時，應及時就醫，遵循醫師或藥師建議用藥。

★ 生病了選擇西藥還是中藥？

如果選用西藥，因為很多藥品均標注有明確的妊娠用藥安全級別，所以要優先選用安全性高的藥物，如維生素C、維生素B1、Penicillin青黴素V、Cefuroxime、Acetaminophen乙醯氨酚等。謹慎權衡那些可能具有致畸作用藥物的使用，如阿斯匹靈、Chloramphenicol氯黴素、Levofloxacin等。

常見與感冒治療相關的藥物成分的妊娠用藥安全級別

相關藥物成分	藥效作用	妊娠安全性級別
Acetaminophen	退熱	B
Aspirin 阿斯匹靈	退熱	C／D
chlorpheniramine	抗過敏	B
Diphenhydramine	抗過敏	B
Pseudoephedrine	減輕鼻充血	C
Dextromethorphan	鎮咳	C
Ambroxol	祛痰	妊娠期3個月內慎用
Guaifenesin	祛痰	C
Penicillin 青黴素 V	抗生素	B
Amoxicillin	抗生素	B
Cefuroxime	抗生素	B
Cefadroxil	抗生素	B
Levofloxacin	抗生素	C

下表則為各種藥物的分級、定義，以及其服用後所可能對懷孕婦女造成之影響。

級別	定義
A	沒有致畸型之慮，為安全的藥物，在人體已做過對照組研究，這類藥物對胎兒傷害的可能性最微小。維他命即屬此類。這類藥物不多，因為很少研究會在孕婦身上做實驗。
B	動物實驗顯示對胎兒沒有危險性，但未對孕婦做過對照組研究。另外，動物實驗顯示對胎兒有不良影響，但對孕婦所做的對照組研究中，無法證實此類藥物對胎兒有害。許多常用藥物即屬此類。
C	動物試驗顯示對胎兒有不良影響，但沒有對孕婦做過對照組研究。有些藥物尚未做過動物試驗及人體試驗。屬於此一等級的藥物，只能以經驗判斷對胎兒的潛在利益大於潛在的危險性的前提下使用。
D	有足夠的證據顯示對胎兒有危險性，但評估此類藥物對孕婦有益，則可不論其胎兒危險性
X	動物或人體試驗均顯示會造成胎兒異常，對胎兒有危險性，這類藥物對孕婦是絕對禁忌。

資料來源：衛服部食藥署。

另外，很多孕媽咪會在感冒時選用中藥。實際上，除了一部分「藥食同源」的中藥安全性相對較高以外，其他中藥的選用也應謹慎，應在權衡治療利弊的情況下選藥，尤其是破瘀活血藥、破氣通竅藥、攻下藥等藥性峻烈的藥物，例如水蛭、川芎、大黃等。這是因為，很多中藥和中成藥的妊娠期安全性是不明確的，很多中成藥說明書的禁忌項也只是標有「尚不明確」。這種情況下，我們至少應該做到，不要自行選藥用藥。你可以前往中醫醫院或婦產專科醫院，讓有經驗的醫師幫你選擇。

★ 哪些情況下用藥應極為慎重？

懷孕前3個月內（孕12週內）是胚胎各組織器官分化最活躍的時期，也是藥物致畸最敏感的時間，在此期間的任何用藥都應該極為慎重。合併有高血壓、糖尿病等基礎疾病的孕媽咪應遵醫囑規律服藥，任何改變用藥劑量、用藥次數和用藥療程的做法或聯用其他藥物時均應極

為慎重。服用任何未經醫師允許的藥品時，應極為慎重。

總之，孕媽咪應樹立謹慎用藥的觀念，不自行用藥，但也不必過分抵觸用藥，在病情需要時應及時就醫，並嚴格遵醫囑，以合理用法用量使用安全性高的藥品，平穩順利地度過孕期。

孕媽咪千萬別吃：千里光

曾經接到一位好友的用藥諮詢，他問患有扁桃體炎的孕婦是否可以吃含有千里光的中成藥。

首先，千里光是何許中藥？根據《中國藥典》的記載，千里光是菊科植物千里光的乾燥地上部分，藥性苦，寒。歸肺經、肝經。能夠清熱解毒，明目，利濕。用於癰腫瘡毒、感冒發熱、目赤腫痛、泄瀉痢疾、皮膚濕疹。千里光最早是記錄在唐代陳藏器的《本草拾遺》這本書裡，成書時間約為西元739年，距今約一千兩百餘年。在《本草拾遺》中，千里光的藥性為「苦、辛，性寒，有小毒。主疫氣，結黃，瘧瘴，蠱毒，煮服之吐下，亦搗敷瘡，蟲蛇犬等咬傷處」。由此可知，千里光的藥用歷史不算短，雖然《中國藥典》未記載其毒性，但首載的《本草拾遺》記錄其有小毒。

其次，近年來的臨床和實驗室研究發現，千里光及千里光屬植物普遍含有一種叫做Pyrroles類生物鹼的成分，這種成分會造成肝損傷，具體機制為通過引起肝小靜脈閉塞而導致肝損傷。目前已經有多篇報導從藥材基源、臨床表現和發病機制角度闡述了千里光導致肝損傷的問題。

我身邊就有這樣的例子：一名同事因痤瘡服用含有千里光的中藥後，出現GPT、GOT升高的情況，停藥後恢復。還有一名醫師朋友告訴我，有患者因為服用了含有Pyrroles類生物鹼的中藥（土三七）泡製的藥酒，引發肝衰竭而死亡。因此，千里光導致肝損傷的風險確鑿無疑。

　　此外，千里光還有一個風險，那就是胚胎毒性。什麼意思呢？根據國外文獻報導和國內學者的實驗研究，由於千里光含Pyrroles類生物鹼，其單味藥及複方均具一定胚胎毒性，主要表現為骨骼發育異常，建議千里光及含千里光的複方在妊娠期禁用！

　　由此可知，上述那名扁挑體炎的孕婦，應該禁止使用含有千里光的中成藥！從另一個角度看，傳統中藥裡面能夠清熱解毒或清肝明目的中藥非常多，例如黃芩、知母、菊花、夏枯草、柴胡、薄荷等，實在沒必要選擇具有肝毒性和胚胎毒性的千里光。

堅持哺乳期用藥4個原則，確保母兒安全

　　哺乳期的媽媽們最關心的問題莫過於用藥了，的確，由於很多藥物都會通過乳汁進入寶寶體內，所以很多西藥都不能在哺乳期服用，例如阿斯匹靈、Phenobarbital、四環素等西藥。有文獻報導，有一位元正在哺乳的媽媽服用治療失眠的安定後，寶寶出現持續一週的嗜睡和吮吸力下降。所以，哺乳期用藥需特別小心。那麼，除了西藥之外，哺乳期可以吃中藥嗎？

首先，我們再次重申，中藥範圍很寬，不同中藥的偏性和毒性是不同的，不說清楚是哪一個中藥，直接說「哺乳期能吃的中藥」或「哺乳期不能吃的中藥」的話，是要流氓。所以，有哺乳期可以使用的中藥，也有哺乳期不能使用的中藥。

★ 哪些中藥哺乳期不建議使用？

主要包括以下幾類：仿單明確標識「哺乳期禁用」的中成藥。含有毒性飲片的中藥複方或中成藥，例如川烏、草烏、麻黃、罌粟殼、天南星、麝香、蟾酥、雄黃等。即使是外用的貼膏劑，也不建議使用。含有特殊組分的中成藥，例如含紅麴（statins類同系物）的中成藥、含Chloropheninamine的複方感冒藥等中西藥複方製劑。此外，還有非傳統給藥途徑的中藥，例如中藥注射劑。

★ 哪些中藥哺乳期可以使用？

其實很簡單，就是盡可能選用藥食同源或藥食兩用的中藥，或全部由這種中藥組成的中成藥，例如山藥、山楂、蒲公英、夏枯草、健胃消食片等。實際上，無論是改善產後奶少，還是治療哺乳期乳腺炎，還是緩解哺乳期的一些不適症狀，藥食兩用中藥都有比較大的用武之地，一方面能解決問題，另一方面對吃奶的寶寶基本沒有不良影響。使用時，單味藥煎水內服外用、或做成藥膳，或選用相應中成藥都可以，例如，通草豬蹄湯、通草鯽魚湯用於改善產後缺乳效果不錯，王不留行籽耳穴按壓也可用於改善產後缺乳，鮮品蒲公英煮水外敷用於緩解急性乳腺炎，紫蘇葉山楂餅用於緩解哺乳期婦女胸悶食積等，都是極好的療方。

哺乳期不可用	哺乳期可用
● 仿單明確標識「哺乳期禁用」的中成藥。	● 盡可能選用藥食同源或藥食兩用的中藥，或全由這類藥材組成的中成藥。
● 含有毒性飲片的中藥複方或中成藥，即使是外用貼膏劑，也不建議使用。	● 增加奶量：通草豬蹄湯、通草鯽魚湯，或以王不留行籽進行耳穴按壓。
● 含有特殊組分的藥物，例如紅麴。	● 緩解急性乳腺炎：鮮品蒲公英煮水外敷。
● 含氯菲安明等成分的複方感冒藥。	● 緩解胸悶食積：紫蘇葉山楂餅。
● 非傳統給藥途徑藥物，如中藥注射劑。	

　　此外，還有很多中藥，既不是毒烈性中藥，也不屬於藥食同源中藥，對於這些藥物該怎麼看呢？其實，此類中藥的應用也有幾個原則。

用藥必須原則
如果確定用藥，一定是藥物對於治療疾病或改善症狀有重大作用。可用可不用的藥，儘量不用。自行用藥，儘量不用。

選藥適當原則
確定治法後，盡可能選擇藥效對症，且藥性較平和的中藥，而不選擇毒烈性飲片或偏性較強的中藥。

用量適當原則
對用法用量進行調整，在保證治療效果的前提下，減少用量或縮短療程，以盡可能避免對寶寶的影響。

密切監測原則
用藥後要密切監測中藥對產婦及寶寶的影響，如果發現寶寶的飲食二便出現異常變化，儘快停藥或調整治療方案。

治療乳腺炎時，不能再哺乳了

哺乳期媽媽最擔心的事，大概就是發生乳腺炎了，一旦發生乳腺炎，不僅發燒疼痛難受，還會影響哺乳，甚至還會因為處理不及時出現乳腺膿腫。所以，大家都很小心這件事。其實，只要及時治療和處理（主要包括手法和藥物），哺乳期媽媽們的乳腺炎很快就會好轉，可避免形成膿腫後手術切開排膿的痛苦。那麼，吃藥以後，還可以繼續哺乳嗎？藥物對嬰兒有影響嗎？

明確地告訴大家，不同藥物的情況不一樣，有些必須暫停哺乳，有些可能不需要。下面首先來看一看，吃了哪些藥物後需暫停哺乳。

服用期間需要暫停哺乳的藥物

從西醫學角度看，急性乳腺炎就是因為乳汁淤積不通而造成的細菌性炎症，需要使用抗生素來治療，由於一般的致病菌是金黃色葡萄球菌，所以經常選用Penicillin青黴素、Cepha頭孢類、Floxacin類抗生素物治療。

恩菎類

選擇恩菎類，如Levofloxacin、Moxifloxacin、Sparfloxacin等藥物時，由於此類抗生素不適用於18歲以下兒童（可能會引起骨骼發育異常）且能通過乳汁分泌，所以若選擇這類藥物治療，必須暫停哺乳，在最後一次用藥後的5～7個半衰期（一般指藥物在血漿中的濃度下降一半所需要的時間。

藥物要保持有一定的濃度才能保持藥效，所以，半衰期長的藥物，濃度降得就慢，藥效持續時間就越長。反之，則藥效持續時間就短）後才能繼續哺乳。Minocycline也屬於此類服用後必須暫停哺乳的治療藥物。

頭孢菌素類

選擇頭孢類，如Cefuroxime、Cefaclor、Cefdinir等藥物時，由於此類抗生素一般也能夠通過乳汁分泌進入嬰兒體內，所以如果選用此類藥物治療時，也應盡可能避免哺乳。這些藥物的說明書上一般都會標明「哺乳期慎用」、「哺乳期婦女使用時應謹慎」，就是為了避免藥物進入孩子體內產生不良影響。除此之外，青黴素也屬於此類盡可能避免哺乳的治療藥物。

從中醫學角度看，急性乳腺炎屬於乳癰的範疇，治療應當清熱解毒散結，常用的中藥包括蒲公英顆粒、夏枯草片、乳癖消片、六神丸、牛黃醒消丸、複方重樓酊等。六神丸由牛黃（人工牛黃）、麝香（人工麝香）、蟾酥、珍珠、冰片、雄黃組成，蟾酥、雄黃屬於毒性中藥，人工牛黃、人工麝香和冰片也不建議用於嬰幼兒，所以，如果選擇六神丸治療急性乳腺炎時，必須暫停哺乳。除了六神丸，牛黃醒消丸也是如此。

複方重樓酊是一個外用藥，由重樓、蒲公英、艾葉、當歸、紅花、草烏、天然冰片、大蒜組成，治療乳腺炎時外敷於乳房表面，容易被吃奶的孩子接觸到。由於其中含有草烏、重樓、冰片等毒烈性中藥，所以，如果選擇複方重樓酊外用治療急性乳腺炎，必須暫停哺乳。

乳癖消片由鹿角、蒲公英、昆布、天花粉、雞血藤、三七、赤芍、

海藻、漏蘆、木香、玄參、牡丹皮、夏枯草、連翹、紅花組成，其中雖沒有毒性中藥，但畢竟用了很多軟堅散結、活血清熱的中藥，具有一定的偏性，而且說明書沒有明確資訊，所以，如果選擇乳癖消片治療急性乳腺炎，應盡可能避免哺乳。除此之外，乳癖舒膠囊也屬於此類。

服用期間可以繼續哺乳的藥物

說了這麼多必須暫停哺乳和盡可能暫停哺乳的西藥和中藥，那到底有沒有可以繼續哺乳的藥呢？有！那就是蒲公英和夏枯草。為什麼呢？首先，蒲公英和夏枯草是治療乳癰很重要的中藥，作用顯著。其次，蒲公英和夏枯草都不是毒性中藥，不僅不是毒性中藥，還是藥食兩用、藥食同源中藥。

這種中藥有傳統食用習慣，正常食用未發現對人體健康造成任何急性、亞急性、慢性或其他潛在性危害，符合應當有的營養要求。所以，安全性應該比較高。需要注意的是，蒲公英顆粒和夏枯草片這樣的中成藥仍然沒有給出明確的哺乳期用藥資訊，影響未知。但是蒲公英和夏枯草作為中藥飲片使用（煮水喝或鮮品外敷或藥膳食用）時，一般治療量情況下，並不影響繼續哺乳。

小兒濕疹怎麼辦？中藥外用有奇效

到了炎熱而又潮濕的夏天，熱疹和濕疹就會來煩寶寶了。由於寶寶稚嫩的皮膚和尚未完全發育成熟的體表代謝系統，很多寶寶在夏天可能都會不同程度地出現濕疹或熱疹，這時應該怎麼辦呢？我覺得，中藥外用對小兒濕疹和熱疹有良好作用。

首先，我們來看一下，濕疹的西醫診療標準大概有哪些內容。

局部治療是濕疹治療的主要手段，根據皮損分期可以選用卡拉明洗劑、糖皮質類固醇乳膏、3%硼酸溶液、氧化鋅糊劑等藥物進行外塗或冷敷，而外用糖皮質類固醇製劑依然是治療濕疹的主要西藥。由此可知，西醫學治療濕疹的手段並不多，而糖皮質類固醇因其不良反應也讓爸爸媽媽們有些抗拒。

但實際上，中醫藥也有一些治療濕疹的手段和藥物，其中以外用中藥製劑為最多。例如，很多報導顯示，通過用一些清熱解毒利水濕的中藥煎水後外洗或濕敷，對於小兒濕疹有良好的效果。有研究用黃連、苦參、煆石膏、紫草的方劑煎水外洗治療170例嬰兒濕疹，每天2次，連用4～6天後效果明顯。也有研究用黃柏、苦參、金銀花、野菊花、甘草、防風、地膚子等藥物組成的方劑煎水外洗，也獲得了良好的效果。總而言之，這種自擬複方外洗治療小兒濕疹的案例報導非常多，絕大部分收效良好。

中藥外洗治療小兒濕疹有哪些優勢呢？

從中醫理論看，小兒濕疹一般屬於濕熱毒邪，而清熱解毒、利水濕的中藥很多，例如地膚子、苦參、黃柏、金銀花等，治療選擇很多。

採用中藥煎水外洗或濕敷的方法，可以讓中藥直接作用於濕疹局部，這樣既能快速發揮藥效，又能通過改變局部皮膚微環境，從根本上緩解和治療濕疹。

中藥外洗治療濕疹，可以在早期阻斷濕疹的發展之勢，遏止後續感染、破潰糜爛的不良後果。

中藥外洗的給藥方式，安全性較高，尤其對於嬰兒、新生兒等稚嫩肢體，尤為重要，這一點是與糖皮質類固醇相比，中藥外洗用於小兒濕疹的優勢。

當然，中藥外洗用於小兒濕疹，也需要辨證選藥，最好避免使用毒烈性飲片。同時，不建議大家自己根據雜誌期刊上的秘方和驗方抓藥，最好是前往正規醫院就診治療。因為濕疹也有不同的發展階段，需要用不同的治療藥物和給藥方法，這些專業的知識，還是讓醫師來告訴你，不要因為自己的大意和隨意，耽誤了治療，讓寶寶多受苦。

寶寶發燒，中藥和西藥各有妙用

寶寶發燒是常見病，不過這種常見病常常讓一家人急得團團轉。看著無精打采或面紅耳熱的寶寶們，誰不心疼呢？實際上，發熱是機體對抗外邪的正常生理反應，一般情況下，只有當這種反應過度的時候，發燒溫度比較高的時候（一般為38.5℃），才會適當使用退燒藥。面對寶寶發燒，我首先要強調一下，不是說，孩子一發燒，就要立即使用退燒藥。溫水擦拭、保持合適的室溫、適量多飲水、尋找病因等，其實都是必須的操作，在這些操作的同時，如果還是發燒不退，影響到孩子的正常飲食和休息時，可能就要使用退燒藥了。當然，如果突然發病且直接高燒不退時，退燒就是必須的了。

不可不知的兒童不宜藥物

由於兒童正處在生理功能發育期，藥物（無論中藥還是西藥）對於兒童的作用與成人不一樣，大量的歷史教訓告訴我們，很多藥物會對兒童造成損害。作為爸爸和媽媽，我們應該記住這些藥物的名稱，在孩子用藥時為其多加注意。抗生素是醫師處方用藥，必須經由醫囑開立，才能給孩子使用。

★ 抗生素

當孩子感冒或出現所謂的「炎症」時，很多爸爸媽媽會習慣性地選擇抗生素治療，暫且不說抗生素對感冒有無作用，很多「炎症」也並非需要抗生素治療。僅從選藥角度，很多抗生素都是兒童禁用或慎用的，包括以下幾種。

氨基糖苷類(Caminoglycosides)抗生素

包括見大黴素、鏈黴素、卡那黴素、Tobramycin、Amikacin、Etimicin等。腎毒性和耳毒性較大，兒童用藥後尤其明顯，故此類藥物6歲以下兒童禁用，6歲以上兒童慎用。

弗喹諾酮類抗生素

可能影響兒童軟骨發育，故此類藥物禁用於18歲以下兒童，包括Levofloxacin、Nofloxacin、Ciprofloxacin、Lomefloxacin、Moxfloxacin等。

四環素類抗生素

可能影響兒童的牙齒和骨骼發育，故此類藥物8歲以下兒童禁用，包括四環素、Oxytetrcycline、Doxycycline等。

氯黴素

可能造成兒童再生障礙性貧血、肝功能損傷等不良反應，故兒童慎用。

安全的抗生素類藥物

青黴素、大部分頭孢黴素、Azithromycin（日舒®）等，都是對兒童安全性較高的抗生素，也能覆蓋常見的細菌感染類型，宜作為兒童抗感染治療用藥。

★ 退燒藥

當孩子發燒時，很多爸爸媽媽也會自行從藥局買一些退燒藥給孩子服用，這時需要注意，以下幾種退燒藥不宜給兒童服用。

阿斯匹靈

最常見的解熱鎮痛藥，具有退燒的作用，但是由於其可能引起兒童出現瑞氏綜合症或血小板降低，故此類藥物禁用於兒童。

Nimesulide

原來曾用於兒童的退熱，但由於其可能引起兒童肝損傷，甚至肝衰竭，故此類藥物也不宜用於兒童。

可以用於退熱，但由於兒童對該藥敏感，使用後可能激發潛在性感染，故慎用於兒童。

兒童發熱宜選用Acetaminophen或Ibuprofen進行治療。

★ 抗過敏藥

抗過敏藥，也就是所謂的抗組織胺，多為醫師處方藥物或是指示藥物。當孩子出現濕疹、蕁麻疹、過敏性鼻炎或暈車、長期咳嗽時，爸爸媽媽可能會選用抗過敏藥物來治療，但是很多抗過敏藥物也有兒童慎用的情況，例如下列幾種。

屬於第一代抗組胺藥物，中樞神經系統不良反應較為常見，2歲以下兒童不宜使用。

常用於抗過敏和抗暈車，但同樣由於中樞神經系統不良反應，2歲以下兒童不宜使用。

常用的第二代抗組胺藥物，但由於兒童敏感性問題，2歲以下兒童不宜使用。

Cetirizine

常用的第二代抗組胺藥物，2歲以下兒童不宜使用。

Fexofenadine (Allegra艾來®)

可能會引起中性粒細胞和血小板降低，6歲以下兒童禁用。

安全的用法是，遵從醫師或藥師的建議，根據病情和兒童年齡體重權衡用藥，並在使用時注意其中樞神經系統不良反應，例如精神興奮、失眠、肌顫等。

★ 中成藥

很多爸爸媽媽在孩子生病時會選擇中成藥進行治療，但是，中藥並非絕對無毒、無不良反應，一些中藥也不適用於兒童。所以，爸爸媽媽在選擇中成藥時，除了要盡可能選擇專供兒童使用的品種之外，還需要注意以下幾類藥物。

毒性中藥

一部分中藥自古就記載其有毒，例如細辛、附子、川烏、北豆根、雷公藤、川楝子、天南星、罌粟殼、苦楝皮、馬錢子等，不宜自行選用或長期使用。

藥性峻烈的中藥

一些中藥雖未明確記載有毒，但藥性峻烈，不適合小兒稚陰稚陽之體，例如麻黃、乾薑、大黃、黃連、肉桂、人參、鹿茸等，這些藥物需要在

特定病情條件下，採用特定的用法用量使用，也不宜自行長期使用。

隨著中藥的現代應用，一些中藥被證實存在不良反應風險，或具有能導致機體器官損傷的化學成分，例如能導致腎損傷的馬兜鈴和關木通，能導致肝損傷的何首烏，含有肝毒性成分（Pyrrolizidine生物鹼）的千里光、款冬花、紫菀等。這些中藥也不宜用於兒童；如果確需使用，請遵循醫師或藥師的建議。

總之，無論中藥還是西藥，很多藥物都不適用於兒童，有些藥物甚至禁用於兒童。在選藥用藥前，爸爸媽媽們應該知道這些資訊，藥品說明書是瞭解這些資訊的可靠來源之一。同時，爸爸媽媽們切勿自行用藥，而應向醫師或藥師諮詢。

說明書上沒有兒童用法用量怎麼辦？

很多家長可能都有這樣的經歷，給孩子買回來的藥，在藥盒或說明書上沒有兒童的劑量。也就是說，你只能在說明書上看到「一次10ml，一日3次」的一般成人用量，但是這個藥卻是準備給寶寶吃的。這個時候，該怎麼辦呢？

首先，來看看為什麼會出現這種情況。其實原因很簡單，一般來看，只有兒童專用藥會有不同年齡段兒童的用量劃分。但是目前絕大部分上市的中藥並不是兒童專用藥。實際上，在藥品生產企業純粹追求利潤的當前環境下，顯然是受眾越多，銷量越好，所以兒童專用藥也就少人問津了。

那麼，對於老百姓來講，當兒童需要使用這些藥時，應該怎麼辦呢？實際上，從用藥安全角度看，兒童用藥是一定不能採取成人用量的，這是因為兒童的身體尚處在發育時期，對藥物的敏感性與成人有很大不同。所以，兒童用量需要進行調整，如果說明書沒有寫明兒童用量，可以根據以下標準進行折算：

★　《中醫內科學》的方法

一般而言，新生兒用成人量的六分之一，嬰兒用成人量的三分之一至三分之二，幼兒及兒童用成人量的三分之二，學齡兒童可用成人量。同時，藥量多少還和疾病性質和患者體質有關。

★　《中國國家處方集》的方法

1.　根據兒童年齡計算：此方法簡便，但是比較粗略，一般只用於安全性較高的藥物。

$$1歲以內藥量 = 0.01 \times （月齡+3） \times 成人劑量$$
$$1歲以上劑量 = 0.05 \times （年齡+2） \times 成人劑量$$

2.　根據兒童體重計算：此法對幼兒和體重過大兒童存在較大偏差。

$$兒童劑量 = 成人劑量 \times 兒童體重／70kg$$

3.　按體表面積計算：

$$兒童劑量 = 成人劑量 \times 兒童體表面積／1.73m2$$

其中，體表面積（m2）的計算是：

體重低於30kg兒童的體表面積=（年齡+5）×0.07
體重大於30kg兒童的體表面積= 1.15+0.5／（體重-30）

另外，體重超過50kg時，每增加體重10kg，體表面積增加0.1 m2。

有了這些方法，在寶寶吃藥時，就不擔心用量問題了。你只要根據需要，選擇合適的換算方法即可，如果想大致換算一下，用最簡單的年齡折算即可，如果想更為精確一些，最好用體表面積折算法。需要注意的是，這些都是在說明書沒有兒童劑量的前提下進行的折算，如果說明書有兒童劑量或醫師有明確的醫囑，一定要按照說明書或醫囑要求服用。

(審註：以上兒童的用法用量為大陸慣用方式，與台灣略有不同。請讀者斟酌，必要時可跟藥師洽詢。)

05

藥之隱患

俗話說，是藥三分毒。提示我們在用藥時要警惕不良反應。的確，藥害事件在諸多國家死亡或致殘原因的排行榜上赫赫有名。怎樣避免藥害事件、怎樣降低藥物不良反應的影響，需要我們每一個人，正確理解和面對藥物的不良反應，並掌握預防它的方法。本章從諸多案例和藥物出發，梳理介紹常見的藥物不良反應和正確理解這些不良反應的方法，不可不知。

中藥究竟安全不安全？不要以偏概全

「中藥究竟安全不安全」，很多人一定有這樣的疑問。產生這種疑問的原因，大概主要來自兩方面。其一，無論是著名專家學者，還是鄰里街坊，不同人對於此問題的認識不盡相同，你也不知道該信誰。其二，如果你使用過中藥的話，多多少少會有一些對於中藥安全性的主觀體驗，但你可能並不確定。所以，實在有必要好好說一說。

首先，無論你認為中藥是安全還是不安全，請耐心閱讀下去，我相信一定會有額外的收穫。因為這個問題問得不好，它其中隱藏著大量誤區，下面就讓我為你梳理一下。

★ 中藥那麼多，說的是哪個中藥？

中藥的範圍很大，很安全的藥材和很不安全的藥材都叫「中藥」。從2大陸的衛生部2002年公佈的《既是食品又是藥品的物品》來看，至少有80餘種藥食兩用食材「正常食用未發現對人體健康造成任何急性、亞急性、慢性或其他潛在性危害」，包括山楂、枸杞子、海帶、薑、山藥、菊花等，這些藥材的安全性應該是比較高的。因為一般沒有人在吃冰糖葫蘆之前需要諮詢醫師的意見。但是，中藥裡也有很多很多的毒性中藥，包括朱砂、雄黃、草烏、馬錢子等，這些中藥吃多了、吃錯了都很危險，甚至會有生命危險。可以這樣講，所有中藥基本上就是分佈在這樣一個安全性坐標軸上，有些離山楂、海帶、菊花（安全性高）近一些，有些離朱砂、雄黃、草烏（安全性低）近一些。你在回答「中藥究竟安全不安全」這個問題時，一定要想想，自己心裡代表「中藥」的那個藥材具體是什麼，在坐標軸上離哪一類更近，這樣才更有意義。

★　書上記載「無毒」就一定無毒嗎？

書上記載的比較安全的中藥，真正使用起來也可能會變得不安全。原因也很簡單，中藥從栽培、採收、炮製到最後直接供臨床使用的飲片，其中經過很多個環節，均可能造成藥材變化。栽培環節農藥化肥濫用，採收環節好壞摻和，炮製環節偷工減料，這樣生產出來的中藥的安全性又有多少保證呢？想想曾經新聞報導的「毒牛奶」和「毒膠囊」就知道了。所以，即使書上說三七無毒，但是你買到的三七就可能有「毒」，因為它可能摻有偽品土三七，也可能攜帶了生長環境中的化肥農藥，還可能在不當儲藏中發霉。總之，並不能說一定無毒。當然，中藥的品質監管和程序控制越來越成熟和規範，相信將來可以避免這些。

除此之外，還有一個原因，隨著中藥現代化的發展，中藥傳統功效的現代闡釋越來越多，現代研究也會揭示一些新的不安全資訊。比如，一些中藥（例如土三七、千里光、款冬花等）含有一種成分叫作「Pyrrolidone類生物鹼」，它可能引起肝小靜脈閉塞病，造成肝損傷。所以，現代研究也逐步揭示了一些中藥的未知風險。這也是很多書上沒有來得及寫上去的。

★　使用中藥就一定有安全風險？

其實很多藥關鍵在怎麼用。中藥歷來講究「以偏糾偏」，即利用藥物的「偏性」糾正機體的「偏性」。所以理論上看，所有中藥均具有一定的「偏性」，而「偏性」與「毒性」在一些情況下可能只是輕重程度不同而已。所以，採用中藥治病是一個絕對需要專業知識的工作，不僅要選好藥，還要設計好用量和療程，恰到好處的讓藥物的「偏性」發揮它應有的作用。打個比方，採用中藥治病就相當於做紅燒河豚而不是做

紅燒排骨，這其中對於專業技術的需求是不言而喻的。所以，使用中藥是否安全，關鍵在怎麼用。

因此，對於普通大眾，選用中藥要謹記三點：盡量減少養生保健用藥；盡量減少自行選藥用藥；盡量減少長期不間斷用藥。所以，很多時候，中藥是否出現安全問題的主動權完全取決於你，「合理、適度、針對性」的用藥，就能避開風險。反過來，自以為是的用藥就危險了。

簡單再梳理一下我的觀點：中藥品種眾多，有藥食兩用的、也有一招斃命的，有些安全性高，有些安全性低。即使是書上標明「無毒」的中藥，因為化肥農藥、摻假摻偽、儲存不當、炮製失準等原因，你買到的實際藥材也可能會變得「有毒」，所以要在具備專業中醫（藥）醫事人員之醫療機構購買中藥飲片，比較安心。

中藥就是以「偏性（毒性的近義詞）」治病，但「以偏糾偏」絕對是個專業技能，所以不要自行用藥了，多聽聽醫師和藥師的意見吧。

★ 服用這6類藥物時，飲酒須當心！
說酒是人類最古老的食物，我想這一點不為過。但隨著人們健康意識的提高，酒帶給人們的健康隱患越來越受到重視。無論是白酒、紅酒（葡萄酒）、啤酒還是黃酒，雖然喝起來烈度不一樣，但同樣含有乙醇。有資料顯示，白酒的乙醇含量（體積比，即白酒的度數）一般不超過65%，紅酒為10%～30%，黃酒為14%～20%，啤酒通常為2%～5%。這些乙醇進入人體後，就可能會改變很多藥物的吸收和代謝方式，造成對於特定器官或組織的異常高強度作用，引起藥物性損害。

種類	說明
降壓藥 ☑ Hydrochlorothiazide ☑ Proprandol ☑ Nifedipine ☑ Benazepril ☑ Telmisartan	Hydrochlorothiazide 屬於利尿劑，乙醇可增加其利尿降壓作用，增加發生直立性低血壓的風險。對於 Proprandol，乙醇會增加其肝臟的代謝和清除，減弱其藥效作用。Nifedipine 屬於鈣離子拮抗劑、Benazepril 屬於血管收縮素轉化酵素抑制劑（ACEI）降壓藥，Telmisartan 屬於血管收縮素接受器阻斷劑（ARB）降壓藥，臨床經驗顯示，服用它們時均應避免飲酒，以減少發生低血壓的風險。同時需要注意的是，目前很多降壓藥複方製劑中同時含有上述幾個成分，例如 Telmisartan 及 Hydrochlorothiazide、Amlodipine 及 Benazepril、Captopril 及 Hydrochlorothiazide、Hydrochlorothiazide 及 Metoprolol 等，選用這些複方製劑也需要避免飲酒。
降血糖藥 ☑ Metformin ☑ Glucovance ☑ Gliquidone ☑ Repaglinide	**服用降血糖藥的患者飲酒後，最常見的不良反應是低血糖反應（頭暈、嘔吐等），其他可能引起的不良反應是乳酸性酸中毒。所以，糖尿病患者飲酒需謹慎。**
安眠藥 ☑ Diazepam ☑ Estazolam ☑ Midazolam ☑ Lorazepam ☑ Phenobarbital	此類藥物包括 Diazepam（Valium®）、Estazolam（悠樂丁®）、Midazolam（導美睡）、Lorazepam（安定文）、Phenobarbital 等。乙醇會增強精神神經類藥物的中樞神經抑制作用，出現頭痛、嗜睡等不良反應。所以，服用上述安眠藥時，應避免飲酒。
頭孢類消炎藥 ☑ Cefalexin ☑ Cephradine ☑ Cefaclor ☑ Cefmetazde ☑ Cefminox ☑ Cefobid ☑ Ceftriaxone ☑ Cefoxitin ☑ Cefamandole	這幾年，頭孢類抗生素（頭孢菌素）與乙醇聯用以後出現的藥害事件層出不窮，實在需要提高警惕。這種藥物性損害是由於頭孢類消炎藥抑制了肝臟中一種代謝乙醇的酶，使得乙醇代謝的中間體乙醛在體內大量蓄積所致。所以使用此類藥物時或在停藥 7 日內，均應禁止飲酒。為了讓你有些印象，我列出這些常見藥物的名字，請記住它們有：Cefalexin（賜福力欣）、Cephradine（西華定）、Cefaclor（西華克樂）、西腹黴素 (Cefmetazde)、Cefminox、Cefobid、Ceftriaxone（羅氏芬®）、Cefoxitin、Cefamandole 等。需要注意的有兩點：**由於藥物完全清除需要時間，所以停藥 7 日內都不能飲酒；**雖然不是所有的頭孢類抗生素都能影響乙醇的代謝，但是為了便於民眾提高安全用藥意識，可以這麼來記吧。
解熱鎮痛藥 ☑ Acetaminofen ☑ Ibuprofen	此類藥物包括 Acetaminofen（普拿疼）、Ibuprofen 等，屬解熱鎮痛藥，是很多複方感冒藥的主要成分，它們主要用於感冒發熱時的退熱和緩解頭痛等。而乙醇增加 Acetaminofen 和 Ibuprofen 潛在的肝毒性，還會增加這類藥物對消化道的不良反應，引起惡心、嘔吐，嚴重時可致胃潰瘍和胃出血。所以，**在服用能夠退燒的感冒藥時，由於其中很有可能含有此類解熱鎮痛藥，應避免飲酒。**

種類	說明
抗組織胺 ☑ Chlorpheniramine ☑ Cetirizine	Diphenhydramine 是第一代抗過敏藥，用於緩解蕁麻疹、濕疹或暈車、暈船引起的噁心嘔吐；Chlorpheniramine 和 Cetirizine 屬於第二代抗過敏藥，主要用於季節性或常年性過敏性鼻炎、蕁麻疹和皮膚瘙癢等。乙醇可以增強這些藥物的中樞抑制作用，如果服用以上藥物時大量飲酒，可引起頭痛、頭暈、嗜睡、驚厥等中樞中毒症狀。所以，在服用治療蕁麻疹、過敏性鼻炎等過敏性疾病的藥物時，應避免飲酒。

綜上，看看以上這六大類常用藥物，需提高警惕。在聚餐時，請提醒身邊正在服用這些藥物的家人和朋友，應避免飲酒。如果吃藥和飲酒幾乎同時進行，之後出現所描述的症狀，應及時就醫並告知醫師存在服藥期間飲酒的情況，便於快速診治。此外，如果正在服用其他藥物，也請再次認真閱讀一下藥品說明書（仿單），看看是否適合在服藥期間飲酒，做到有備無患。

小金藥師說

吃藥不喝酒，以免引發過強的藥物反應

會與酒精起不良反應的藥物共有六類，若在服用期間飲酒，可能會導致不良後果。這六類藥物分別是降壓藥、降血糖藥、安眠藥、頭孢菌素類抗生素、解熱鎮痛藥及抗組織胺。

第一類是降壓藥，如 Hydrochlorothiazide、Proprandol、Nifedipine、Benazepril、Telmisartan 等。Hydrochlorothiazide 是利尿劑，碰到乙醇後，作用大大增強，會出現頭痛、頭暈和直立性低血壓等症狀。Nifedipine、Benazepril、Telmisartan 也都會增強藥物的降壓作用。

Proprandol 遇上乙醇的反應和上述幾種藥物不太一樣，因為乙醇會加快肝臟對 Proprandol 的代謝功能，若在服用這款藥物的其間飲酒，藥效就會降低，血壓的下降就慢。

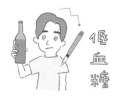

第二類是降血糖藥，例如胰島素、Metformin、Glucovance、Gliquidone、Repaglinide 等。因為乙醇可能會減少身體對胰島素的需求量，或加重和延長胰島素所引起的低血糖作用，這樣一來，患者就會出現低血糖的情形。

而乙醇還會加強 Metformin 對乳酸代謝的影響，導致患者出現乳酸性酸中毒。而 Glucovance、Gliquidone、Repaglinide 等藥物遇到乙醇，也會增強其降低血糖的作用。所以服用降糖藥的時候不要喝酒──與高血糖相比，低血糖更為可怕。

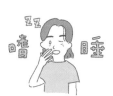

第三類是安眠藥，如 Diazepam、Estazolam、Midazolam、Lorazepam、Phenobarbital 等。如果在服用這些藥物期間飲酒，會透過類似協同作用，來加強這些藥物對中樞神經系統的抑制，出現頭痛、嗜睡等症狀。

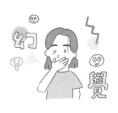

第四類是頭孢類抗生素。這類藥物直接抑制了肝臟中一種代謝乙醛的酶，使得乙醇代謝的中間體乙醛在體內大量積蓄。這會使患者出現軟弱、頭暈、嗜睡、幻覺、全身潮紅、頭痛、噁心、嘔吐、血壓下降，甚至休克等不適症狀。

上述的症狀，其原理其實是在引導患者戒酒，所以身體一定很難受。這些藥物會在體內停留 7 天，才會被清除乾淨，所以在停藥

後的 7 天內都不能飲酒。另外，雖然不是所有頭孢類抗生素都會影響乙醇代謝，但為了提高安全用藥的意識，統一記住「服用頭孢類藥物，絕對不能喝酒」也行。

第五類是解熱鎮痛藥，如 Acetaminofen、Ibuprofen 等。這類藥物廣泛應用於複方感冒藥中，包括一些中西藥複方製劑，服用前一定要看清楚。乙醇會增加這些藥物的肝毒性，以及人體對這類藥物的消化道不良反應，輕則噁心嘔吐，重則胃潰瘍或胃出血。

第六類是抗組織胺，如 Diphenhydramine、Chlorpheniramine、Cetirizine 等。Diphenhydramine 多用於緩解蕁麻疹、濕疹或暈車、暈船引起的噁心嘔吐；而 Chlorpheniramine 和 Cetirizine 則常用於緩解過敏性鼻炎、蕁麻疹和皮膚瘙癢。乙醇會使這些藥物的中樞抑制作用增強，而引起頭痛、頭暈、嗜睡、驚厥等症狀。

總之，吃藥不喝酒，喝酒不吃藥；小飲怡情、多飲傷胃，豪飲小心發生大麻煩！

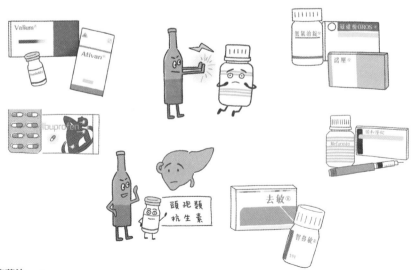

有些通便中藥不能長期吃！

相信很多人都有便秘的經歷，並且嘗試過服用中藥來解決。那麼，你服用過的複方湯劑、中成藥或保健品中是不是含有大黃、番瀉葉、蘆薈這樣的中藥？如果有，你就需要注意了，因為這些中藥不宜長期吃。為什麼呢？

從中醫學角度講，不同患者出現便秘的原因不同，有些因為體內有積熱，有些則因為運化無力，每一種證型的治療方法和選用中藥都不同。而上面提到的大黃、番瀉葉、蘆薈等中藥屬於苦寒類中藥，主要用於治療實熱型便秘。在治療其他類型的便秘時則不宜使用，即使使用也應該居於次要位置，並不作為主要藥物使用。所以，如果你不屬於實熱型便秘，長期服用此類中藥屬於「藥不對症」。

從現代醫學角度看，大黃、番瀉葉、蘆薈等中藥的有效成分含有恩蒽類化合物，長期服用這些成分與結腸黑變病（一種以結腸黏膜黑色素沉著為特徵的非炎症性腸病）有關係。臨床經驗顯示，患者長期服用此類成分可能會導致結腸黑變病，並有惡變風險；尤其對於60歲以上老年人，發生這種疾病的風險更高。據統計，長期服用恩蒽類瀉藥的患者，其結腸黑變病的檢出率可達到近70%。所以，如果你長期服用這些含有恩蒽類成分的中藥，可能會增加患結腸黑變病的風險。

★ 不能長期服用的治便秘中藥具體有哪些？

實際上，以恩蒽類成分為活性成分的苦寒類通便中藥均不宜長期服用，除了以上提到的大黃、番瀉葉和蘆薈，還包括決明子和何首烏。這些中

藥一定要在醫師辨證指導下使用，並且需要特別注意用法用量和療程，絕對不要自行長期使用。當然，在病情需要的情況下，短期使用是可以的，但當便秘情況在服用這些藥物得到改善後，就應該及時停藥或減量，轉而通過飲食、生活習慣等方面的措施來確保順利排便。

★　便秘應該怎樣選用中藥？

便秘有很多原因，一般可分為器質性和功能性兩類。對於器質性便秘，應該採取針對原發疾病的治療措施，建議儘早就醫規範診治。對於功能性便秘，可以選擇中藥治療，但需要分清證型，建議在第1次用藥時向醫師或藥師諮詢。

需要特別說明的是，老年人腸胃推動力不足，容易發生便秘，而一旦發生便秘，也多為虛證而少有實證。如果老年患者時常出現排便少、排便無力或幾天無便意的情況，而不伴有口乾口臭、腹痛腹脹的症狀時，不宜選用清火通便藥，而宜選用補虛通便藥，例如肉蓯蓉、生白朮、當歸等。

最後總結一下。便秘原因很多，如果為器質性便秘需要治療原發疾病，請前往醫院就診；如果為功能性便秘，你可以服用西藥，也可以對症選用中藥。

無論如何，不宜長期服用含有恩蒽類成分（大黃、番瀉葉、蘆薈等）複方湯劑、中成藥或保健品來通便，否則會增加結腸黑變風險。治療便秘的非處方中成藥和保健品很多，一定要選擇適合自己的那一類，第一次選擇時，最好尋求醫師或藥師的意見。

胃不好，這些藥物應慎用！

眾所周知，口服藥物都是需要在胃腸道釋放並吸收起效。所以，良好完善的胃腸道功能，對於藥物的正常吸收起效很重要；反過來，藥物對胃腸道也有一定的刺激性，患有胃病的患者，需要格外注意有些藥物的刺激性。

相對於肝腎損傷來說，胃損傷是一個非常常見，也非常容易察覺的狀態：很多人，尤其是有胃病的人，剛把藥吃下去，就會感覺胃不舒服，而這種不舒服會讓人對服藥產生很大的抗拒。根據我個人的統計，傷胃的藥物大概可分為以下幾種：

止痛藥

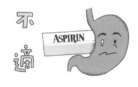

這類藥物包括阿斯匹靈(Aspirin®)、Ibuprofen、Diclofenac、Indomethacin等。這類藥物由於其固有的藥理特徵，會降低胃黏膜的屏障作用，引起上消化道的不良反應，包括上腹疼痛、消化不良，嚴重時還會引起潰瘍、穿孔和上消化道出血。

所以，胃病患者應該盡可能減少服用此類藥物，如果有消化道潰瘍病史，或幽門螺旋桿菌感染，以及正在使用其他具有類似風險的藥物，如Glucocorticoid（類固醇）、Warfarin（抗凝血）等，更須慎服。就算因為病情而必須服用，也應該選擇較為安全的種類，例如Celebrex，且應在醫師的指導下調整用法及用量。也可搭配使用Omeprazole、Pantoprazole等抑制胃酸分泌的藥物，以保護胃腸道。

止痛藥是最常見的傷胃藥物，國外的止痛藥濫用很嚴重，由此造成的胃腸道藥源性疾病也很多，我們得提高警惕。除了止痛藥之外，以下這些藥物也具有不小的胃腸道刺激性。

含有Reserpine的降壓藥

這類藥物會促使胃酸過度分泌，誘發和加重胃潰瘍出血。所以有胃病宿疾的人，在選擇降壓藥時，應盡量避免服用利血平類的藥物。

補鈣營養品

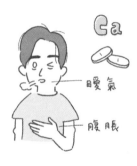

補鈣製劑主要含有碳酸鈣和維生素D等成分，此類製劑會引起噯氣、腹脹、腹痛、胃腸脹氣、噁心、嘔吐等胃腸道不良反應。長期過量服用碳酸鈣，還會引起反彈性胃酸分泌過多。所以有胃病宿疾的人在服用這類營養品的同時，一定要住藥調整用法用量，並密切注意胃腸道功能。

腎上腺皮質類固醇類藥物

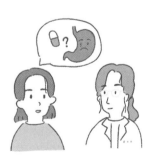

此類藥物包括Prednisone、Cotisone等，Glucocorticoid會延緩組織癒合，還會使胃酸及胃蛋白酶分泌增多，胃黏液分泌減少，如此一來，就降低了胃黏膜的抵抗力。因此，胃病患者在使用Glucocorticoid藥物時應該慎重，並告知醫師固有的胃部疾病，遵循醫師或藥師的指示用藥。

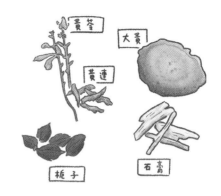

很多人想通過服用中藥達到養生保健的作用，殊不知，有一些中藥也會傷胃，這種傷胃從中醫學的角度看，是敗損了脾胃正常的功能。為什麼有些中藥吃了以後會感覺到腹脹、腹痛？或者從此食欲不振？也許是因為用錯了中藥。許多治療上火或便秘的中成藥，都是由帶有苦寒之性的中藥組成，例如大黃、黃芩、石膏、牛黃、梔子等。這些藥物吃多了會損傷脾胃陽氣，引起胃腸道不適，如食慾減退、腹脹、腹痛等。因此，如屬脾胃虛寒的證型，服用此類中藥製劑時一定要注意。

綜上，如果你患有胃病宿疾，在服用以上藥物時應提高警惕，不要自行用藥，並密切關注自己的胃腸功能；必要時還可以加用一些胃腸道保護藥物，減少此類藥物對胃腸道功能的損傷。

傷肝腎的藥品，吃還是不吃？

大多數的藥物和毒物進入血液後，多會由門靜脈進入肝臟，肝臟的代謝過程直接影響藥物的療效和不良反應。而藥物排出體外，少不了通過尿液，這樣，腎臟便成了大多數藥物的必經之路。就是因為肝臟和腎臟都與藥物代謝有著密切的關係，所以，一些藥物成分便有了機會在肝臟和腎臟中逗留，或多或少都會產生不良影響。

肝臟是多數藥物的代謝器官，在它代謝藥物的同時，藥物也會對其

產生影響。如果你能了解各種藥物對肝損傷的機轉與預防方法，吃藥時心中有所準備，就不會再感到萬分疑慮了！

較容易出現肝損傷的藥物包括以下幾類；非類固醇類消炎藥（解熱鎮痛藥）、抗感染藥（抗生素）、抗結核藥、心血管疾病用藥和中藥。

解熱鎮痛藥中的Acetaminophen是常用的退熱和止痛成分之一，很多感冒藥裡都有這個成分。但長期過量使用，就容易出現肝損傷，甚至是急性肝衰竭。國外有人長期以這種成分的藥物來止痛，服用Nimesulide、阿斯匹靈(Aspirin®)，也都有肝損傷的風險。

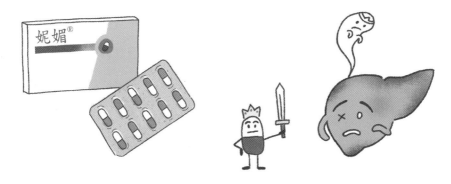

再者，服用抗生素也容易出現肝損傷。例如治療細菌感染的常用藥Amoxicillin、Levofloxacin、Ceftriaxone、Meropenem等。

服用這些藥物時，需要注意以下兩點：第一，此類藥物引起肝損害的發生時間可快可慢，有人在用藥十分鐘後就出現急性肝損傷，也有人在停藥一週後才出現遲發型的肝損傷。所以，在使用此類藥物的一段期間內，應該注意監測肝功能，觀察有無噁心腹脹、發熱乏力、尿黃身黃

的症狀。第二，抗生素即便在正常用法用量的情況下，也可能產生肝損傷，這時就要保持高度警覺，尤其在給高齡者服用時，更應該特別注意。所以此類藥品的合理使用，怎麼強調都不過分。

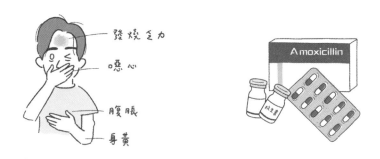

抗結核藥物也容易產生肝損傷風險，服用此類藥物，如Isoniazid、Rifampin、Pyrazinamide、Ethambutol者，一定要注意藥物性肝損傷。結核病患者須聯合用藥，也進一步增加肝損傷的風險。所以，服用抗結核藥的患者，都需要在治療前評估、治療中監測。

心血管用藥也會造成肝損傷，如ACEI類和Sartan類降壓藥，以及Statin類降脂藥等等。其中，Rosuvastatin(Crestor®)、Atorvastatin(Lipitor®)的肝損傷比較常見。首次服用這些他汀類降脂藥，或更改品種類型、劑量時，建議3個月左右一定要檢查肝功能。

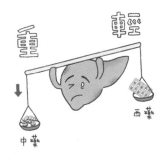

最後是中藥。有人說中藥造成肝損傷的情況比較常見，這是以偏概全——因為此對比是以「全體中藥」和「單獨一種西藥」相互比較而來。若把全體中藥和全體西藥放在一個天平上比較，中藥造成肝損傷的數目，可是連西藥

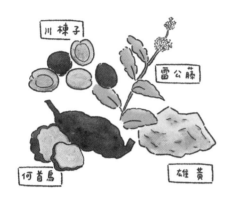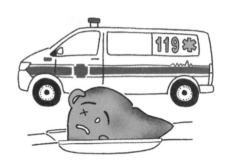

的零頭都比不上。

事實上，千里光、土三七、川楝子、何首烏、朱砂、雄黃、雷公藤、補骨脂等，須長期大量使用，才會造成肝損傷。

當然，隨便拿些中藥來養生保健，既不辨證，也不考慮用量療程，本身就是錯誤的，肝損傷只不過是給你亂用藥的一個懲罰。然而，若藥物容易傷肝，為何我們還要吃藥呢？因為不僅藥物會造成肝臟損害，疾病本身也會造成肝臟損害。

吃藥是為了治療，為了控制發生意外的危險因素，利在全身。藥物是雙面刃，偏性既是藥性也是毒性，在使用這把雙面刃時，要謹慎、有策略──即「醫生指導、自己管理好」，這樣藥物才能發揮好的作用。

事實上，我們看到、聽到的很多肝損害案例，都是不合理用藥造成的，如天天吃止痛藥、沒有明顯退燒就加量使用、隨便在網路上看到養生秘方就自己用土三七泡藥酒等，這些做法根本不是吃藥，而是用自己

的生命和肉體作藥物不良反應的人體試驗。

　　用藥如用兵——不需要打仗就別用兵，不需要用藥就別吃藥，不管中藥西藥皆是如此。吃藥一定要按照仿單和醫師醫囑來吃，不可以自己決定用量，也不要自己聯合用藥，或隨便調整用藥組合。但若是那些確實得吃、也確實按照仿單說法吃，但仍出現肝損傷的，就需要加強監測，化被動為主動了。

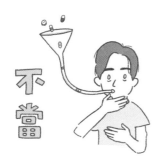
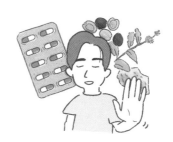

　　前面講了容易引起肝損害的藥物，下面再講一講容易對腎產生損害的藥物。

易造成腎損傷的抗生素

Aminoglycoside	Garamycin、Amikacin 等
Quinolones	Levofloxacin、Moxifloxacin 等
Cephalosporins	Cephradine、Cefobid、Ceftriaxone 等
Penicillin	Amoxicillin 等
Macrolides	Azithromycin 等
其他	Vancomycin、Clindamycin 等

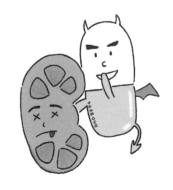

藥物性腎損害是藥物不良反應的一種常見情況，即服用（或外用）具有潛在腎毒性的藥物以後，造成雙腎或單腎的損害，具體表現為尿液檢查異常、腎臟病理結構異常、腎功能異常等三種。

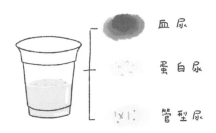

尿液檢查異常的狀況包括血尿、蛋白尿和管型尿。

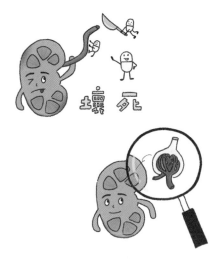

腎臟病理結構異常包括腎小管上皮細胞變性、水腫、壞死等情形，腎功能異常則為血肌酐升高或腎小球過濾率降低。

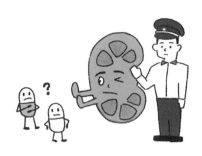

藥物是一把雙面刃，腎損害就是雙面刃的負面表現之一。這個情況醫師都清楚，但為什麼病患還是會出現腎損害的情形呢？

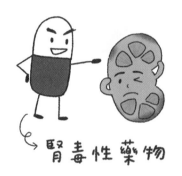

腎毒性藥物

我個人將之總結為「搭地鐵理論」。大家都知道，腎臟是很多藥物的排泄器官，但就像地鐵一樣，最大的載客量是有上限的。當人越來越多，就會造成旅客滯留的情況。所以，當服用的藥物種類過多時，某些藥物就會因為「滯留」而產生蓄積的毒性。

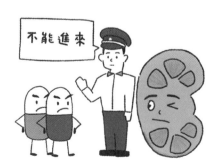

不能進來

有時，腎臟則會遇到一些破壞份子，例如腎毒性藥物，二者相遇致使肝臟受損。這就像是地鐵的出站口，某些乘客刷卡失敗就會損壞票閘機，造成更多乘客滯留，嚴重時則會導致地鐵癱瘓。

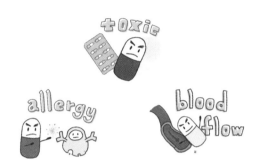

而根據學術界的說法，腎損傷原因主要分為三類，一是藥物本身的毒性作用，二是藥物作為抗原所引起的過敏反應，三是藥物影響血流量而造成的腎損傷。

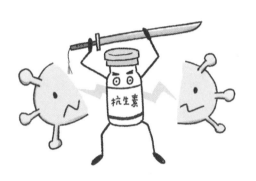

什麼樣的藥物最容易引起腎損傷呢？不外乎就是抗生素，其所導致的腎損傷最為普遍。合理使用抗生素，才能達到有效對抗病毒，以及避免傷身、未來無藥可用的窘境。

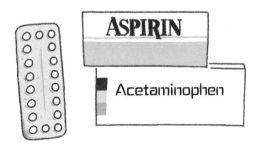

此外，解熱鎮痛藥，也就是平常所說的退燒藥和止痛藥，如阿斯匹靈、Acetaminophen、Amidopyrine等，也都容易引起腎損傷。為了你的腎，務必要慎用此類藥物。

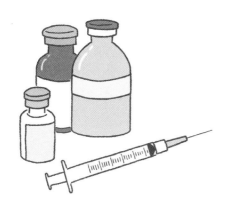

抗腫瘤藥物也是不容忽視，容易造成腎損傷的藥物，常見的有鉑類化療藥物、Cyclophosphamide、Methotrexate、Mitomycin等。抗腫瘤藥物傷敵一千、自損八百，能為你體內其他的器官轟轟烈烈，怎可能摧折不了腎臟？

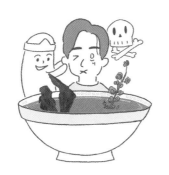

當然，中藥也逃不了這一劫。諸如關木通、廣防己、馬兜鈴、雷公藤、朱砂等，在使用時一定要謹慎考量用法和用量。當中，關木通、廣防己、馬兜鈴等含有馬兜鈴酸的中藥材，以及朱砂，均已禁用。

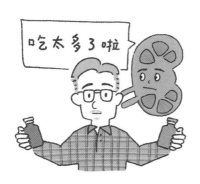

吃太多了啦

然而，服用這些藥就一定會出現腎損害嗎？那可不一定，得要看患者的危險因素有多少。如果選藥不當、用藥量大、療程過長，或是高齡者、腎功能不佳的族群用藥，甚至聯合用藥，那麼腎損害的機率將會大大提升。

至於有那些藥絕對不會造成腎損傷？這也沒有辦法回答，因為一切藥物的危險性都得取決於什麼時候用、給誰用、怎麼用。醫學是很深奧的，用藥須謹慎！

藥酒中含這些中藥材，服用要當心！

很多人都有泡製藥酒的習慣和經歷，在一些地方，診所或醫院裡也會給患者推薦一些自製的藥酒。不可否認，藥酒作為一種特殊的中藥劑型，具有吸收起效迅速、藥力分佈作用廣、方便儲存等特點。傳統理論也認為酒性升提，藥材泡藥酒後可以借酒勢上行。但是，有一些中藥泡的藥酒可能很危險，容易造成患者中毒，不可不知。

從理論上講，中藥浸泡藥酒後有效成分溶出率一般要高於水煎劑，這樣就會造成泡製藥酒後，毒性成分更容易被人體吸收，也就更容易出現不良反應。

若藥酒中含有上述成分，請一定要注意用法和用量，在使用前一定要向醫師或藥師諮詢。很多情況下，患者會自己泡製藥酒，這時就容易出現不知道該放多少量的藥材在酒裡，也並不清楚該用多少量的酒，基本上靠自己感覺。這就會造成最終藥量超出治療所需，引起中毒。

毒性中藥泡酒，是毒還是藥？

小金藥師說

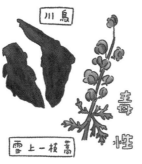

帶有毒性的中藥不少，其中含有烏頭鹼成分的中藥，如川烏、草烏、附子和雪上一支蒿最需要小心，這些都是常見的中藥，用來治療天冷關節痛或關節炎的處方裡都能看見它們的身影。以這些藥材泡酒時，務必慎飲。

根據黃光照《法醫毒理學》（三版）的記載，烏頭鹼的最小中毒劑量可能只有 0.2mg，是極低的劑量，所以含烏頭鹼成分的藥品，都必須加強管理，並於外包裝加註警語，目的就是為了保證毒性可控。然而，乙醇會促進烏頭鹼的溶出與吸收，因此，烏頭鹼的乙醇溶液擁有更強的毒性。據統計，數十年來烏頭鹼中毒事件層出不窮，大部分的案例都是患者飲用了藥酒。

烏頭鹼中毒會有什麼樣的表現呢？此類藥物的中毒表現較為典型，輕者口唇及四肢發麻、頭暈頭痛，重者噁心嘔吐、心慌心悸、呼吸困難，甚至死亡。那麼，這類的藥酒喝多少才算安全？這個真的不大一定，因為藥酒的用藥量、用酒量、泡製時間都不一樣，烏頭鹼的濃度（即 1 克藥酒中的烏頭鹼含量）不同，所以有據可推估的飲用量範圍很寬，從 10 毫升至 150 毫升不等。

中毒的關鍵還是在用量。很多人酒量都相當好，幾杯幾瓶都不是問題，但當這個酒裡含有藥物成分時，它就不只是一瓶酒這麼簡單了。觥籌交錯、你敬我我敬你，喝

著喝著，等到感覺不對時，早已喝了太多來不及了。

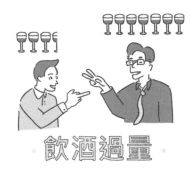

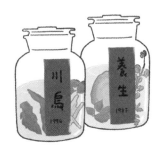

自製藥酒的危險性更大，網路上流傳的許多驗方，甚至是用生川烏或生草烏來製作藥酒，放多少藥？加多少酒？泡製多長時間？有沒有添加其他助陽生熱的成分？這些都不管不顧，非常危險！此外，附子和半夏也是中藥「十八反」的組合，泡在酒裡，按照傳統理論，會增加十八反帶來的毒性。

因此，千萬不要自行調配藥酒；如果真的想要自己調配，也別自己組方選藥。若是實在想自行組方，別用附子、川烏；但如果太喜歡這一味，就別選生品。如果是買的藥酒，就一定要看配方成分。只要上面有川烏、草烏、附子或雪上一支蒿中的任一種，就含有烏頭鹼的成分。

任何藥酒的正確服用方式，都是從小量開始。因「酒性升提」的緣故，任何泡在藥酒裡的中藥，其藥性都會獲得增強；所以千萬別一次多喝，喝多一定中毒！

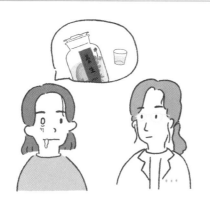

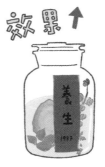

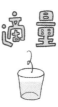

萬一真的中毒，出現口唇麻木、心慌頭痛、嘔吐憋悶，尤其是嘔吐、心慌或呼吸困難，一定要去醫院就醫，而且一定要告訴醫師你曾服用過什麼藥酒。盡量詳細說明你喝的是什麼功效的藥酒，甚至是當中的成分。

你可能想問，既然烏頭鹼類藥物有這麼強的毒性，為何中醫還要選用這類藥材，而不是淘汰它們呢？這是因為一個人拿刀，並不一定會殺人，也可能會趕走吃人的野獸。各取其性、各取

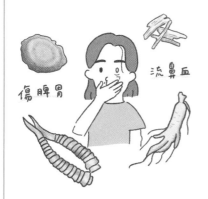

其用，才是最好的。藥物也是一樣，毒烈藥也有毒烈藥的用武之地。砒霜能毒死人，卻也能治療白血病，所以關鍵的問題是要合理、謹慎的用藥才是。

附子在中醫被稱作「溫裡首藥」，可以回陽救逆、補火助陽、散寒止痛，是治療心衰、寒痹的關鍵藥物。補充說明，除了附子以外，以下這

些「獨當一面」的中藥，多服也會出問題：補氣首藥人參，會鼻血不止；清熱首藥石膏，會傷及脾胃；開竅首藥麝香，會傷胎傷血；瀉下首藥大黃，會苦寒傷陽；熄風首藥羚羊角，會傷及脾胃。

而醫師只有熟練地駕馭這些「性格古怪而本領高強」的藥物，才能稱作精通中醫；駕馭不了這些藥物的醫師，就不要開立此類藥物，以免出問題。

總歸一句，藥物就是藥物，沒事別亂吃，有病找醫師，按照醫囑或仿單用藥。自己亂吃、吃出毛病，這個黑鍋中醫可是不背！

用三七活血化瘀，長期服用隱患多

不知不覺，三七竟然成了保健品，很多人都會服用它來預防心腦血管疾病。若從藥學角度分析，中藥飲片屬於處方藥的範疇，除藥食同源的中藥之外，其他都應遵循中醫師的指示服用。

那麼，三七有沒有不良反應呢？如果有，不良反應是什麼？服用三七或三七粉應該注意些什麼呢？

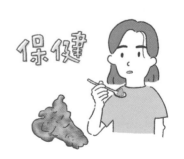

三七有沒有不良反應？答案是肯定的，有！為什麼這麼說，因為中醫理論認為，凡藥都有偏性，藥物治療的過程就是

「以藥物之偏，糾正人體之偏」，既然三七是一個中藥，那就一定具有偏性。有些人不理解，說為什麼叫「偏性」，你直接說「毒性」不就完了嗎？實際上，偏性和毒性是不一樣的，偏性是一個中性詞，表達的是一種固有屬性，這種固有屬性用得好就是藥性，用得不好就是毒性。所以，三七具有偏性，就一定會在用得不好的時候出現不良反應，這是毫無疑問的。

學過中藥的人更應該清楚，三七是著名的「金瘡要藥」「吐衄要藥」。因此，三七的最基本功效是止血、散瘀、定痛。《中國藥典》的說法是「散瘀止血，消腫定痛。用於咯血、吐血、衄血、便血、崩漏、外傷出血、胸腹刺痛、跌撲腫痛」。但是，現在大家吃三七粉保健可不是用的止血作用，而是活血散瘀的作用。這有什麼問題呢？

三七當然可以用於活血，但是由於三七一直主要用於止血，在止血的時候，用藥療程就不會太長（要麼止住了，要麼失血而亡）。但是用於心腦血管保健的時候，很多人是長期吃的。這會帶來什麼問題？從三七的甘、微苦、溫的藥性來看，長期內服的用藥方式，有可能增加出現乾燥、上火的不良反應的概率。這種問題可以在網路上找到很多，「吃三七上火了怎麼辦？」、「怎麼吃三七不上火？」、「吃三七上火嗎？」，各種標題比比皆是。

從目前的文獻資料來看，長期服用三七還有一些不良反應比較常見，一是蕁麻疹、藥疹、紫癜等過敏性皮膚損害，二是有一些病例報導提示三七對於心臟電生理傳導有影響，可能造成心律失常和房室傳導阻滯（這些報導中三七的來源真偽存疑）。這就提示我們，有一些人對

三七會過敏，自己當心。冠心病患者服用時注意監測心率，沒事最好。

除此之外，還有什麼需要注意嗎？其實，有一個非常重要的資訊需要記住。那就是三七和土三七的異同。什麼意思呢？三七是五加科藥用植物，土三七是菊科藥用植物（也有本草記載另一來源是景天科景天三七），二者完全不同。這種不同不僅體現在科屬種的差異，而且體現在有效性和安全性方面。

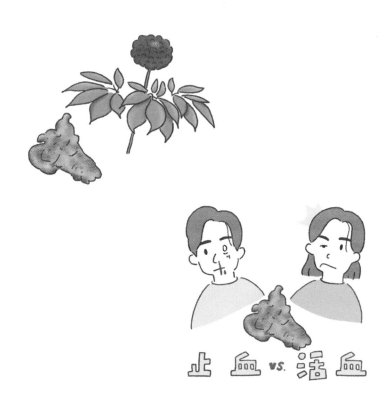

第一，在有效性方面，菊科土三七的確能夠替代三七使用，但是它替代的，不是活血化瘀防治心腦血管疾病，而是剛才說的止血作用。首載菊科土三七的《滇南本草》記載，土三七的功能主治只有兩個，一個是「治跌打損傷、吐血、衄血、咳血、便血、尿血、崩漏、產後瘀血腹痛」，另一個是「治創傷出血」，根本沒有提及胸痺心痛。同樣記載菊科土三七的《西藏常用中草藥》，土三七的作用是「活血，消腫。治跌打損傷，瘀積腫痛，癰瘡腫瘍，乳癰」，同樣沒有提及胸痺心痛。因此，菊科土三七能夠替代三七使用時，不是心腦血管預防保健的作用，而是止血作用。但是，很多人並不瞭解這些，選用所謂「土三七」、「菊三七」、「野三七」來當三七進行活血化瘀保健，這是錯誤的。

第二，在安全性方面，菊科土三七含有吡咯烷類生物鹼，而五加科三七並不含有，所以，菊科土三七很可能會導致肝損害，而五加科三七不會。所以，選錯藥的結果就是肝損害的風險大幅度增加。從現在各種媒體和文獻報導來看，土三七導致肝損害的危害，比我們想像的要大，不可不防。

最後，提醒大家，自然環境下生長的藥用植物都存在重金屬殘留的問題，這個殘留量，在正常當作藥物治病時，由於療程的限制，你不會一直吃，所以是可控的。但是如果採用養生保健的無限期服用法時，就不得不考慮了。

糖尿病患者慎用的中藥有哪些？

對於糖尿病患者而言，血糖管理應該是最重要的事了，所以，日常

生活中，飲食指導和用藥指導是必不可少的，很多資料和書籍都會告訴糖尿病患者哪些食物不宜多吃、哪些西藥不能一起吃等。可是，對於中藥能不能吃、該不該吃的問題，似乎還沒有明確的說法。實際上，中藥作為中醫藥體系的一部分，傳統理論較少關注其對於血糖的影響作用。那麼，面對臨床日益複雜的診療現狀，糖尿病患者應如何選用中藥？

糖尿病患者選用中藥，可能存在以下兩種不同的情況：

- 選用中藥直接治療糖尿病或緩解糖尿病引起的併發症。
- 選用中藥治療感冒、消化不良、便秘等與糖尿病基本無關的其他疾病。

對於第一種情形，服藥方式一般是中藥湯劑，兼用中成藥。由於中藥湯劑一般由中醫師開具，基本不存在西醫開中藥湯劑或是自我藥療的情況，所以，基本都能在辨證論治理論指導下選藥組方，也基本不考慮哪個中藥可能會影響患者血糖管理。簡單地說，只要是符合中醫藥辨證論治理論所選的中藥，就可以給患者用，基本不考慮其對血糖的影響作用。

對於第二種情形，服藥方式一般是中成藥，也會選用中藥湯劑。而中成藥既可以由中醫師開具，其中部分OTC藥品（非處方藥）更是可以直接在藥局購買。這個時候，就會出現不辨證用藥的情況，也就必須要考慮中藥對患者血糖的影響。根據目前掌握的資料，需要考慮的因素至少包括以下兩類。

劑型因素很多中成藥在製劑過程中使用了糖類，例如蜜丸、一部分顆粒劑和片劑等。根據《中藥藥劑學》的統計，水溶性顆粒劑目前最常用的輔料就是糖粉（蔗糖結晶後的細粉）和糊精，片劑的輔料和包衣也可能涉及糖粉或糖漿，而蜜丸更是含有藥粉量1～1.5倍的蜂蜜（還原糖不少於64%），而這些糖類對於糖尿病患者來說都是額外的負擔，需要通過飲食或藥物的調整來平衡和消化這種負擔。所以，糖尿病患者選用中成藥時應注意這些因素，現在也有很多無糖型的中成藥可供選擇，例如感冒時可以選用無糖的感冒清熱顆粒。

　　藥物因素臨床經驗發現，一些中藥能夠引起血糖的意外波動，例如人參、甘草、鹿茸等，但並不是在所有使用這些中藥的族群身上都發生，只有一部分患者會出現意外的血糖升高。現代研究發現，這些中藥具有類似糖皮質激素的藥理作用，可使血糖升高，減弱降血糖藥的功效。至於為什麼有些患者服用後血糖升高而有些患者不升高，就可能與藥材的性、效、質、量和機體狀態有關了。所以，穩妥起見，糖尿病患者服用含有人參、甘草、鹿茸的中成藥時，應密切監測血糖變化。筆者曾參與1例血糖不明原因升高的臨床會診，最後在停用含有甘草的中藥成方製劑後，血糖才得以穩定。

　　綜上，糖尿病患者在選用中藥時，應盡量前往中醫科辨證論治後選用湯藥治療。如果要選用中成藥，應注意其中一些特殊的中藥成分和製劑輔料，盡可能選用無糖的專供藥品。如果選用了含糖或不知是否含糖的中成藥，或者是含有人參、甘草、鹿茸等具有糖皮質激素樣作用的中成藥，應密切監測血糖並作出飲食或西藥降糖藥的調整，血糖異常時，應及時停藥或換藥。

含冰片的中成藥，慢性病少用

現在的很多中成藥裡含有冰片，有些人總會把它當成是一種發揮類似清涼舒爽作用的藥物。那麼，這個藥物究竟是什麼作用？哪些中成藥裡含有冰片呢？

冰片，原名「龍腦香」，出自《新修本草》。根據現行的藥典記載，冰片分為天然冰片和冰片（人工合成）。天然冰片是用樟科植物樟的新鮮葉、枝等加工提取而成，成分包括右旋龍腦、欖香烯、齊墩果酸等。人工合成冰片的成分就是合成龍腦。所以，現在使用的冰片，只要不是明確標注為「天然冰片」，實際上都是人工合成品。

冰片是做什麼用的呢？據《中國藥典》的記載，冰片辛、苦、微寒，能夠開竅醒神，清熱止痛。用於熱病神昏、驚厥、中風痰厥、氣鬱暴厥、中惡昏迷、胸痹心痛、目赤、口瘡、咽喉腫痛、耳道流膿。可內服，也可外用。

含有冰片的中成藥非常多，內服和外用的都有，主要集中在胸痹心痛、卒中昏迷、咽喉腫痛、口舌生瘡等急性病的治療，還有一些婦科、肛腸科、皮膚科的外用藥裡。

使用冰片的注意事項

根據《中華本草》的記載：「孕婦及氣血虛者均應慎服」，除此之外，還有一些醫家論述。

《補遺藥性賦》：若服餌過多至兩許，則身冷如醉，氣絕而非中毒，蓋性寒故也。

《本草經疏》：凡中風非外來之風邪，乃因氣血虛而病者忌之。小兒吐瀉後成驚者為慢脾風，切不可服。急驚屬實熱可用；慢驚屬虛寒不可用。

《本草正》：凡用此者宜少而暫，多則走散真氣，大能損人。

由此可知，冰片以及含有冰片的中成藥，急症常用，慢病少用，尤其不應長期用於氣血虛者，否則會因為劇烈的走竄開竅之性，而造成氣血的進一步損耗，不可不知。

時刻警惕中西藥複方製劑的風險！

除了中藥和西藥，臨床使用過程中還有一類特殊的藥品，那就是中西藥複方製劑。由於患者，甚至醫藥人員對於此類藥品的正確認識仍然不夠，中西藥複方製劑在臨床上誤用和濫用的情況很多，不知不覺中對患者造成了更深一層的不良影響。治療部分疾病的藥品中可能會有中西藥複方製劑，服用時務必留意。

感冒類中西藥複方製劑

感冒藥中有很多中西藥複方製劑，這是因為，在治療感冒的中成藥裡面增加西藥成分，有助於打噴嚏、流鼻涕等感冒症狀的緩解，容易讓這個藥看起來效果不錯。在使用這些感冒藥時，應盡量避免與其他中藥

或西藥聯合使用，以避免成分的重複，並嚴格按照用法用量來用藥。

降壓類中西藥複方製劑

降壓藥中也有一些中西藥複方製劑，這些藥物添加的西藥成分中，除了利尿劑Hydrochlorothiazide，大多選用一些非臨床一線的、直接作用於中樞神經或交感神經的藥物。使用這些藥物時，不良反應會比較大（如噁心、頭暈、皮疹等），禁忌症會比較多，並且需要密切監測血壓。另外，由於目前降壓仍然以西藥為主，從名稱上區分這些中西藥複方製劑並不難。

降糖類中西藥複方製劑

治療糖尿病的中西藥複方製劑也比較常用，由於糖尿病患者的血糖調節功能很脆弱，血糖變化程度很敏感，這樣一來，中西藥複方製劑與西藥聯用，就會造成患者血糖控制不穩定，或者發生低血糖風險。所以，糖尿病患者應高度警惕此類中西藥複方製劑，選用任何一種藥物都必須經過醫師的允許，並及時與醫師或藥師溝通。

止咳祛痰類中西藥複方製劑

止咳祛痰類中西藥複方製劑也是常見種類，這些藥品與止咳平喘的西藥聯合使用時，需仔細審查藥物相互作用，避免不良反應（如口乾、嗜睡等）的發生。同時，這一類藥品的名稱也容易與純粹的中成藥混淆，使用時需仔細辨別。

CHAPTER

06

藥品併用

藥品「能一起吃嗎」。什麼意思呢？比如家裡的老人要
吃降壓藥、降血糖藥、降血脂藥……這些藥能一起吃嘛？
又比如，你生病了要吃藥，也要吃飯，那這個飯和藥能
一起吃嗎？再比如，中藥和西藥能一起吃嗎？藥品和保
健品能一起吃嗎？牛奶和中藥能一起吃嗎？凡此種種，
都是本章要探討的問題。

不同科別開的藥，能不能一起吃？

就目前的診療現狀來看，很多患者往往要吃來自不同科醫師的藥，高血壓、冠心病吃心內科的藥，胃潰瘍、消化不良吃消化內科的藥，糖尿病吃內分泌科的藥，骨質疏鬆再吃點骨科的藥，那麼，這些藥物能一起吃嗎？

實際上，我們需要搞清楚的是，當你在這個科室看病的時候，有些醫師只關注本科室的病，而並不在意你在上一個科室開了什麼藥，對於藥物之間相互作用的判斷也就無從談起。這就為不良的藥物相互作用埋下隱患，這種隱患的危害有多大？看看下面這3個例子。

患者甲

急性心肌梗塞後放入支架的患者，需要服用一種預防動脈硬化血栓的藥物保栓通®，用來預防未來可能發生的更加嚴重的心梗。近日患者甲出現了明顯的反酸燒心症狀，到消化內科就診後，確診為逆流性食道炎，醫師開具了胃酸調解劑。患者來拿藥時，藥師發現保栓通®與Omeprazole具有交互作用，Omeprazole透過影響保栓通®的代謝酶，會降低保栓通®的作用。換句話說，吃了Omeprazole後，保栓通®的藥效會減少很多，這不利於心梗患者的二級預防。這時該怎麼辦呢？其實，只要將Omeprazole換成Rabeprazole（百抑潰®）就行了，同樣是治療逆流性食道炎，Rabeprazole（百抑潰®）卻不會影響保栓通®的藥效。

患者乙

甲狀腺功能減退患者，長期在內分泌科開具Levothyroxine（Eltroxin

昂特欣®）控制治療。但患者年紀增長，出現骨質疏鬆的症狀，血脂也高了，於是她又在骨科開了碳酸鈣，在心內科開了(Lipitor®)。由於這3個藥都是一天1次的，所以患者一直是在早晨一次性將這3個藥物一起吃進去。患者來諮詢這種服藥方法對不對時，藥師發現，Eltroxin®與碳酸鈣具有相互作用，碳酸鈣會減少Eltroxin®的吸收。換句話說，吃了碳酸鈣後，Eltroxin®的藥效就會減少，這不利於甲減患者控制甲狀腺素水準。那麼，這時該怎麼辦呢？其實，只要將二者間隔2小時服用就可以了。

患者丙

高血壓伴有心律失常患者，長期服用Metoprolol（舒壓寧®）控制血壓和心率。近期由於家庭瑣事，出現了睡不著覺的症狀，來到神經內科確診為失眠，開具了Erispan。患者回家服用1次後，就發現藥效太強，自己入睡後難醒，醒後還會出現頭暈、乏力的不良反應，前來諮詢。藥師發現，Metoprolol與Erispan具有相互作用，Metoprolol會增加Erispan的血藥濃度。換句話說，吃了Metoprolol後，Erispan的藥效會得到加強和延長。那麼，這時該怎麼辦呢？其實，給患者換一種治療失眠的藥就好。

以上三個病例都是真實發生的案例。如果你正在服用兩種以上藥物，強烈建議你前往醫院、診所或藥局進行藥物諮詢。提醒你，如果你在不同科別醫師處拿藥，在沒有得到藥師對於藥物相互作用的評估之前，一定不要一起吃。只有在確認了藥物之間沒有已知相互作用的情況下，才可以一起吃。

中藥和西藥能不能一起吃？

　　很多患者都會問醫師，中藥和西藥究竟能不能一起服用呢？不會有什麼不好的作用吧？實際上，這個問題可能讓醫師真的很難辦，不回答是不禮貌的，但即使簡單回答了「可以」或「不行」，也不能打消大家的疑慮。所以，這個問題絕對是一個棘手的問題。今天我就嘗試從另一個角度，分析並回答一下這個問題。

　　為什麼總要提這個問題？因為它很重要。瞭解中華文化的人都知道，民間一直有「相生相剋」的思維邏輯。例如，一些食物之間「相剋」的說法很多，諸如「這個不能和那個一起吃」之類的知識你一定知道幾個。而在中醫藥領域，中藥「十八反、十九畏」也是藥物配伍聯用需要遵守的原則之一。

　　所以，大家多有這樣的認識，就是說一定有一些藥物不能在一起吃，否則會出現類似「相剋」的壞作用。仔細想來，這種認識也有可取之處，幾種藥物在一起吃的話，誰知道會發生什麼？但是，理論設想不代表全部實際情況，更不意味著適用於所有藥物。從臨床經驗來看，很多患者同時吃著各式各樣的中藥和西藥（當然，在吃藥具體時間上可能需要間隔一段時間，一般為30分鐘），也確實存在一些嚴重，甚至危及生命的不良反應。

　　為什麼這個問題會讓醫師為難？因為不好回答。一般來說，西醫開西藥，中醫開中藥，而中西醫結合專業的醫師處方範圍會寬一些。但是，即使能夠開具中成藥，西醫對於中醫藥辨證論治理論的瞭解是比較

少的。同樣，雖然能夠開具西藥，中醫對於西藥藥理、毒理的瞭解也不會太多。

所以，如果你向中醫諮詢有關西藥的事，或者向西醫諮詢有關中藥的事，多半不會得到明確的答覆，原因很簡單，跨界的知識不熟悉。而且，藥物治療方案都是個人化的，不同患者患有同一疾病，治療方案也是不一樣的。所以，如果你想要諮詢的中藥和西藥不是出自同一位醫師之手，多半也不會得到明確的答覆，原因很簡單，別人的決定自己不好干涉。

除非出自同一位醫師之手，否則這種詢問是難以得到預期回答的。當然了，這不是廢話嗎？同一個醫師既然開得出來，當然能一起吃了。是的，但是，如果你真的想通了以上這些事，你還應該做的是：不管是看中醫還是看西醫，在醫師開藥前，把自己現在正在吃的藥（包括中藥和西藥）和吃藥後的感覺都告訴他，供本次處方用藥時參考。相信我，醫師的經驗是強大的，也許他就遇到過吃某個中藥和某個西藥後出現不舒服的患者，這樣他就會避免給你類似的處方。

究竟能不能一起吃？

說到底，中藥和西藥究竟能不能一起吃？或者說，哪些藥物能一起吃，哪些藥物不能一起吃呢？說實話，目前主觀經驗認識遠大於客觀實證資料。也就是要回答這個問題，多半根據醫師的主觀經驗，而不是客觀的科學資料。

客觀資料沒有嗎？有，看看執業藥師和執業中藥師的教材就會知道，裡面有很多中、西藥「壞」相互作用的案例，比如含朱砂的中藥不宜與溴化物合用、抗酸中成藥不宜與阿斯匹靈、Penicillin青黴素併用、含呋喃香豆素成分的中藥不宜與Valium併用等。但是，這些案例存在缺陷，一是涉及的一些藥物平時很少用，二是這些案例分散而沒有規律，三是有些案例純屬理論推測而沒有實際意義。所以，很多時候，對於這個問題的回答大多還是依靠醫師的主觀經驗。

藥物併用時，應如何服用？

● 儘量在同一家醫院或同一個醫師處開具所有藥品。如果不能，一定要在看病時告訴醫師自己正在服用的其他地方開的中藥和西藥。如果有不能一起吃的，醫師一般會馬上告訴你。

● 儘量不要自己加藥或停藥，因為有些藥不能擅自加，有些藥不能馬上停。

●吃藥前仔細閱讀藥品說明書，特別留意「不良反應」和「注意事項」裡面的內容，若吃藥後出現當中所述症狀，就及時停藥。

醫院多設有用藥諮詢中心，負責患者用藥（包括中藥和西藥）的整合工作，並可提供使用建議。如果有機會，最好前往詢問。

阿斯匹靈加銀杏葉萃取物，增加出血機率！

　　銀杏葉萃取物和阿斯匹靈，皆可用於冠心病和腦梗塞的治療。阿斯匹靈以小劑量長期口服的形式，確立其在預防心腦血管疾病風險的重要地位。那麼，既然兩者都是以防治心腦血管疾病為目的，銀杏葉萃取物和阿斯匹靈能合併使用嗎？

　　部分臨床實驗結果中，的確存在銀杏葉萃取藥物和阿斯匹靈併用的情況。在這些臨床試驗結果中，這樣的藥物組合，可以治療眩暈、腦梗塞、糖尿病視網膜病變、高脂血症等病症，而且有效性和安全性都比較好。既然這樣，是不是就說明二者併用沒什麼問題呢？

　　一方面，如果從傳統中醫藥理論看，阿斯匹靈這種有抗血小板的藥物，因為其心腦血管保護的效果，以及有可能導致出血的不良反應，可以認為是具有「活血」功效；而銀杏葉萃取物的功能就是「活血化瘀通絡」，所以，從中醫功效上類比著看，有重複用藥的疑慮。

　　另一方面，國外很多與藥品或保健品有關的網站都會介紹銀杏葉製劑，並且對銀杏葉片與其他藥物之間的交互作用進行說明，這其中

就包括阿斯匹靈。例如，Medscape對於銀杏葉口服製劑和阿斯匹靈的併用給予了「嚴重交互作用」的警告，並提醒大家由於二者均具有抗凝血功能，所以在使用時應密切監測。馬里蘭大學醫學中心的傳統藥物指導手冊對於二者併用也持謹慎態度，認為在併用Warfarin（可邁丁®Coumadin）、保栓通®和阿斯匹靈時會增加出血風險。Drug網站上也提示銀杏葉製劑與阿斯匹靈聯用會增加出血風險，在合併使用二者時應及時告知醫師，並考慮調整劑量或進行更加頻繁的監測。

綜合以上情況，我們認為，銀杏葉製劑與阿斯匹靈合併使用並非不可，但是必須要在醫師指導下進行用藥，患者及其家屬必須知道出血徵象的監測方法並密切監測，必要時應調整用法用量。如果患者還同時服用其他具有活血化瘀作用的中藥或中成藥，則建議停用部分藥物。

六味地黃丸與加味逍遙丸適時同服

在治療慢性病的中成藥裡面，有兩個特別有名的品種，一個是地黃丸系列的六味地黃丸，一個是逍遙丸系列的加味逍遙丸。那麼，這兩個藥合併使用可以嗎？會產生什麼樣的效果呢？

在討論合併使用之前，我們先來分別看一看，這兩個中成藥的組成和功效。六味地黃丸由熟地黃、酒萸肉、牡丹皮、山藥、茯苓、澤瀉組成，功效為滋陰補腎。用於治療腎陰虧損、頭暈耳鳴、腰膝酸軟、骨蒸潮熱、盜汗遺精。服用時忌不易消化食物。感冒發熱患者不宜服用。

加味逍遙丸由柴胡、當歸、白芍、白朮（麩炒）、茯苓、甘草、牡

丹皮、梔子（薑炙）、薄荷組成，功效為舒肝清熱、健脾養血。用於肝鬱血虛、肝脾不和、兩脅脹痛、頭暈目眩、倦怠食少、月經不調、臍腹脹痛。服用時忌生冷及油膩難消化的食物，服藥期間要保持情緒樂觀，切忌生氣惱怒。

簡單地看，六味地黃丸主要用於腎陰虛，定位為腎，加味逍遙丸主要用於肝鬱脾虛有熱，定位為肝脾，二者並不矛盾。從藥物組成上看，二者共有的成分是茯苓和牡丹皮，均不是組方中的君藥（針對主病和主證起治療作用的藥物），不能算重複用藥。從用藥禁忌上看，均應在服藥期間忌油膩難消化的食物。既然這樣，是不是說明二者併用應該沒問題呢？

實際上，討論兩個中成藥的併用問題，除注意是否藥味重複，是不是藥性抵觸之外，更重要的是要看這兩個中成藥的主治病證有沒有可能發生在同一個患者身上。既然六味地黃丸治療腎陰虛證，加味逍遙丸治療肝鬱脾虛內熱證，那麼二者的併用的適應證就是：腎虛肝鬱脾虛內熱證。那麼，有沒有這樣的患者呢？

從理論上看，腎為先天之本，脾為後天之本，脾腎不僅在水液運化方面協同作用，而且脾胃運化水穀精微的能力也有賴於腎精腎氣的充足，而腎氣虛則脾氣亦虛。同時，中醫認為肝腎同源，肝血需要腎精的滋養，腎精又依賴於肝血的化生。肝鬱氣滯，不能運化精微，不能化生腎精，則出現腎虛、脾虛兼有內熱之象（例如食欲不振、腰膝酸軟、乏力胸悶、心煩上火等）。簡單地說，腎虛肝鬱兼有脾虛內熱是有可能出現的。

從臨床上看，很多疾病均表現出腎虛肝鬱兼有脾虛內熱之象，例如更年期綜合症、抑鬱症、腦卒中後遺症、不孕不育、月經不調、心絞痛、耳鳴、腫瘤等病證的治療中，均出現了類似證型的患者。而對於這種患者的治療，普遍地採用「滋水清肝」的治法。其中在更年期綜合症的治療中，廣泛存在六味地黃丸與加味逍遙丸的合併用藥，效果神奇。

綜上，六味地黃丸與加味逍遙丸的功效定位不同，前者重在腎，後者重在肝脾，同時又都能清熱，可以聯合用於腎虛肝鬱兼有內熱型病證的治療，目前主要合併使用於更年期綜合症等婦科病的治療。

為何一種病要吃好幾種藥？

在用藥諮詢中心出診時，總會遇到這樣的問題「為什麼我吃的藥越來越多？」乍看之下，似乎並不是什麼大問題，年齡大了，疾病多了，吃的藥自然也就多了。真的是這樣嗎？其實，如果你足夠有心，就會發現，有時一種疾病的治療也需要好幾種藥物的配合。這是為什麼呢？

感冒

人們感冒時會出現鼻塞流涕、咳嗽、打噴嚏、發熱或咽乾咽痛的症狀，這時就會選用抗感冒藥進行治療，而很多抗感冒藥本身就是一種複方製劑。

一般情況下，其藥物組成包括治療鼻塞的偽麻黃鹼，治療流鼻涕的Chlorpheniramine（抗過敏藥），治療發燒的Acetamethorphen（解熱鎮痛消炎藥），以及能夠治療咳嗽的Dextromethorphen（鎮咳藥），還可

以包括具有抗病毒作用的Amantadine，具有祛痰作用的Guaifenesin等。如果患者感冒合併有急性咽炎或扁桃體炎的情況，還要選擇相應的抗生素物進行治療。由此可知，即使是簡單的感冒，在治療時也可能會服用5～6種藥物。當然，這還不算中藥。

為什麼感冒需要吃這麼多藥？簡單來看，因為感冒症狀很多，但是藥物的作用卻是單一的，能退熱的藥物解決不了鼻塞的問題，能止咳的藥物解決不了流鼻涕的問題，所以如果想要讓所有感冒症狀減輕，你就得吃這麼多藥。

冠心病

冠心病是冠狀動脈粥樣硬化性心臟病的簡稱，臨床常表現出心悸、心絞痛等與心臟有關的症狀。但是，在冠心病患者長期用藥的目錄中，可不止是治療心臟的藥物這麼簡單。

除去心絞痛急性發作時的緩解用藥（硝酸甘油NTG、救心丸）和改善心肌能量代謝的藥物（Trimetazidine）不說，單就長期服用的維持藥物就包括四種：首先是為了使心率達標而服用的 β-阻斷劑（Metoprolol等），接著是為了讓低密度脂蛋白膽固醇達標而服用的Statin類藥物（Lipitor®等），然後是為了改善預後、防止心腦血管事件而服用的抗血小板藥（阿斯匹靈Aspirin®等），最後還有為了使血壓達標或改善心室肥厚而服用的降壓藥（Benazepril、Valsartan等）。由此可知，就是一個冠心病，也需要服用5～6種藥物。當然，這還不算中藥。

為什麼冠心病需要吃這麼多藥？簡單來看，因為這些因素都會影響冠心病的發展，如果這些因素控制得好，冠心病患者的生存時間就長，生活品質就好。如果這些因素控制得不好，那麼發生心肌梗塞等意外事

件的概率就高。所以，為了自己的生存時間和生活品質，你就得吃這麼多藥。

這就是醫學的現狀，由於化學藥物的靶點相對單一、藥效相對單純，而疾病的症狀表現或危險因素卻是多樣的，所以，只能採取這種一一對應的方式設定藥物治療方案。但是，這種藥物治療方案並不完美，設想一下，如果這些疾病之間有某些聯繫呢？畢竟人體是一個相互聯繫、統一的整體，不同症狀之間不可能沒有關聯。再設想一下，如果一種藥可以治療好幾種病呢？畢竟如果不同因素之間有關聯，那麼尋找到關鍵的觸發點也許就能找到同時治療好幾種病的藥物。所以，醫學的發展是無止境的。

當然，作為患者在服用上述這類藥物時，因為品種多，所以要區分清楚各個藥物的用法用量，不要弄混。

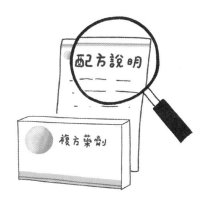

國家圖書館出版品預行編目資料

小病藥治：一本書讀懂吃藥學問！從西藥到中藥，你不
可不知的用藥科學 / 金銳著 . -- 初版 . -- 臺中市：晨星，
2021.01 面；公分 . -- （健康百科；48）

ISBN 978-986-5529-52-9（平裝）

1. 服藥法 2. 投藥 3. 保健常識

418.74　　　　　　　　　　　　　　　　　109012694

健康百科 48

小病藥治：
一本書讀懂吃藥學問！從西藥到中藥，
你不可不知的用藥科學

作者	金　銳
審訂	許青育
主編	莊雅琦
執行編輯	林廷蓁、莊雅琦
內頁插畫	柯冠志
版面設計	王　穎
美術排版	王　穎
封面設計	王　穎

歡迎掃描 QR CODE
填線上回函

創辦人	陳銘民
發行所	晨星出版有限公司
	台中市 407 工業區 30 路 1 號
	TEL:04-23595820　FAX:04-23550581
	E-mail:health119@morningstar.com.tw
	http://www.morningstar.com.tw
	行政院新聞局局版台業字第 2500 號
法律顧問	陳思成律師
初版	西元 2021 年 01 月 23 日
郵政劃撥	15060393（知己圖書股份有限公司）
訂購專線	02-23672044
印刷	上好印刷股份有限公司

定價 390 元
ISBN 978-986-5529-52-9

《小病藥治》
Copyright © 2019 by 金銳
本书中文简体字版由科学技术文献出版社有限公司出版
中文繁体字版通过北京同舟人和文化发展有限公司（tzcopypright@163.
com）代理授权晨星出版社出版发行中文繁体字版

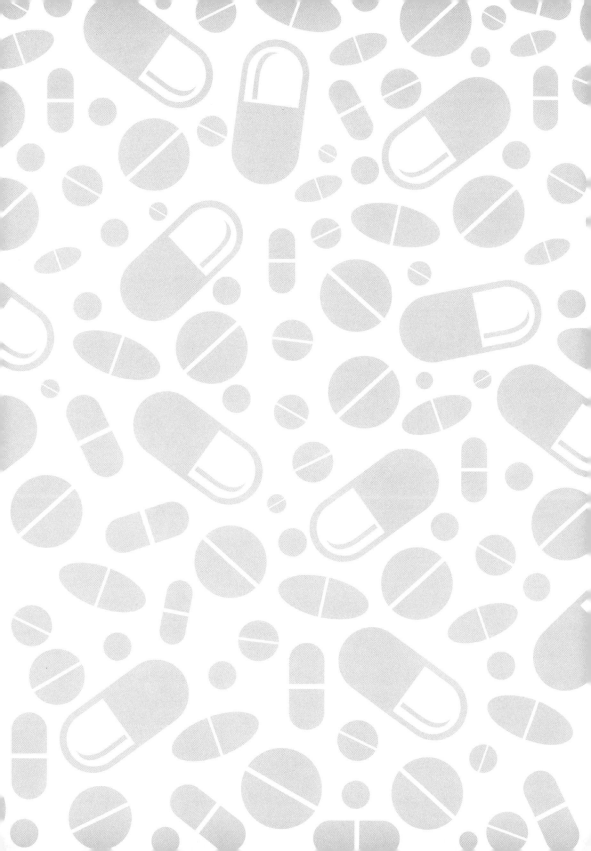

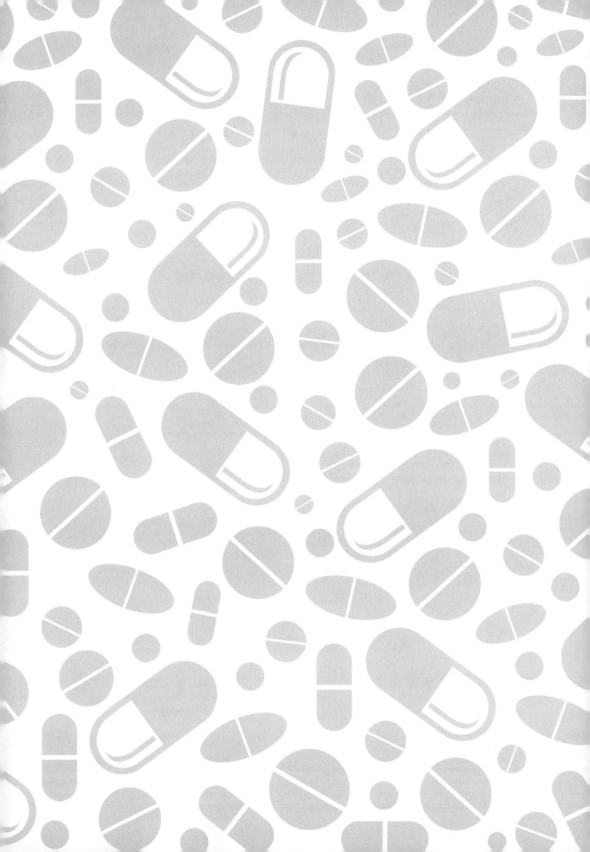